AF306245

PETIT DICTIONNAIRE

DE

MÉDECINE USUELLE

PAR

Le Dr VAQUINES

5ᵉ ÉDITION

PARIS

HENRI JOUVE, EDITEUR

15, rue Racine, 15

—

1891

PETIT DICTIONNAIRE

DE

MÉDECINE USUELLE

PETIT DICTIONNAIRE

DE

MÉDECINE USUELLE

PAR

Le Dr VAQUINES

5ᵉ ÉDITION

PARIS

HENRI JOUVE, ÉDITEUR

15, rue Racine, 15

—

1891

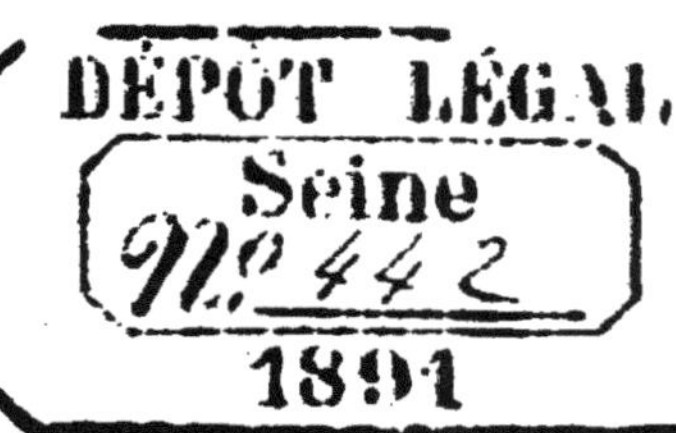

PRÉFACE

Notre *Petit traité complet de médecine usuelle* est appelé à rendre de grands services. Loin de nous la pensée de chercher à remplacer le médecin. Que l'on ne s'y trompe pas, la médecine est de toutes les sciences la plus difficile et la plus compliquée. En effet, dans l'art de soigner les malades, ce qu'il faut surtout au préalable, c'est connaître la nature de la maladie en présence de laquelle on se trouve ; l'application du remède vient ensuite. Or, les meilleurs médecins hésitent souvent sur la nature même de la maladie, il est bien évident qu'une personne sans expérience pourra se tromper et commettre de graves erreurs.

Dans le cas où une maladie grave commence à se déclarer, il faut recourir de suite au praticien.

Dans les petites villes, à la campagne, le médecin est souvent éloigné et on ne le trouve pas toujours. Or, la vie du malade dépendant souvent de la promptitude à administrer les premiers secours, il faut, en attendant l'arrivée de l'homme de l'art, faciliter, hâter la guérison du malade, et par conséquent, savoir la conduite à tenir dans chaque cas qui peut se présenter.

Tel est le but de notre petit manuel.

En dehors des maladies graves, il y a des affections légères, superficielles en quelque sorte, pour lesquelles le public n'a pas l'habitude de faire appeler un Docteur. Il y a aussi certaines maladies que l'on désire soigner soi-même. Notre manuel a prévu tous ces cas, le lecteur y trouvera tous les renseignements dont il peut avoir besoin.

Nous avons indiqué dans le cours de cet ouvrage différents remèdes qui nous ont toujours donné de bons résultats.

Nous croyons devoir prévenir le lecteur que nous n'avons aucun intérêt à recommander ces différents produits. Notre manuel n'est pas un livre d'annonces pharmaceutiques, mais bien un ouvrage consciencieux.

Dans cette édition nous avons cru devoir supprimer la 2ᵉ partie (empoisonnements, liste de médicaments, etc.) qui faisait double emploi avec le dictionnaire.

Le succès des précédentes éditions prouve que ce petit manuel avait sa raison d'être. Nous remercions le public de l'accueil fait à notre modeste travail.

A

ABCÈS. Collection de pus dans une cavité accidentelle formée au dépens d'un tissu. — Cataplasme de farine de graine de lin, arrosé de quelques gouttes de laudanum. Si l'abcès est profond, il faut faire ouvrir par un médecin. Diète complète.

ABEILLES. (Piqures d'abeilles et autres insectes). Presser pour faire sortir l'aiguillon. Laver avec de l'eau phéniquée ou de l'eau avec quelques gouttes de vinaigre.

Si la piqure a lieu dans l'arrière bouche, il faut appeler un médecin et, en attendant, se gargariser avec de l'eau phéniquée ou de l'eau salée.

ACCOUCHEMENT fortuit, imprévu ou accidentel. — Soulever légèrement l'enfant sans opérer de traction violente. Si l'enfant paraît en bonne santé, attendre l'accoucheur. Si sa face est violacée, faire des frictions avec de l'eau-de-vie, de l'eau de mélisse. Placer la mère dans de bonnes conditions, éviter de la découvrir. Si on doit transporter la femme, prendre les plus grandes précautions en la plaçant sur un matelas ou sur un brancard couvert de paille.

ACIDITÉ, AIGREURS (de l'estomac). Résultat d'une mauvaise digestion ou d'un estomac fatigué et affaibli. vin de Pepsine, etc. (voir l'article Estomac).

1.

AIGUILLES. (Arêtes ou épingles avalées.) En général, les aiguilles avalées ne produisent aucun accident. Elles sortent par la peau à un endroit quelconque du corps au bout de quelque temps ; les arêtes, les épingles peuvent rester dans les parois du tube digestif de causer de très graves accidents. **Ne pas faire vomir.**

Boire un mélange d'eau, d'huile et de sirop.

ALBUMINURIE. Il faut consulter un médecin et se défier des médicaments énergiques que le rein n'élimine pas.

ALCOOLISME. Sorte d'empoisonnement aigu ou chronique par l'alcool. L'appétit diminue, accidents nerveux et gastriques, délire. Éloigner les causes, forte nourriture, oxygène, fer, quinquina, hydrothérapie.

ALIMENTS. Tout ce qui sert à la nutrition. Pour jouir d'une bonne santé, il faut savoir choisir ses aliments suivant son tempérament et son âge. La viande apaise la faim plus vite et séjourne davantage dans les organes digestifs. Il faut éviter une nourriture trop uniforme. On divise les aliments en **azotés** (viandes), **carbonés** (sucre, fécule, graisse), **féculents, farineux, amylacés** (farines, céréales, pommes de terre), **oléagineux** (beurre, huile), **réparateurs** (eau qui sert de véhicule, carbonate, sulfates, etc.).

Lorsque les aliments sont insuffisants, il y a inanition.

On a calculé que pour un homme (cavalier français), il fallait :

	Grammes	Matière azotée sèche	Matière non azotée sèche
Vianche fraiche...	125	70	»
Pain de munition.	750 ⎫		
Pain de soupe....	516 ⎬	64	596
Légumineux......	200	20	150
		154	746

Les 154 grammes de matières azotées correspondent à 22 grammes d'azote ; les 746 grammes de matières non azotées représentent 328 grammes de carbone.

ALLAITEMENT. Soumettre la nourrice à un régime nutritif. Alimentation féculente : Soupe, pommes de terre, lentilles, haricots en purée, grand air. C'est une erreur de croire qu'un nouveau nourrisson renouvelle le lait de la nourrice.

AMAIGRISSEMENT. L'amaigrissement des jeunes filles est combattu au moyen : Sirop iodo-tannique, ferrugineux. Si les digestions sont lentes et difficiles prendre du Vin de Pepsine. Viandes rôties, vins généreux, exercices au grand air, gymnastique. Si le dépérissement continue voir un médecin.

L'amaigrissement des enfants et des jeunes gens est souvent dû à de mauvaises habitudes qu'il importe de faire disparaître.

AMAUROSE. Troubles visuels.

AMÉNORRHÉE. Absence, suppression ou diminution du flux menstruel.

AMYGDALITES. Inflammation des amygdales. Boisson chaude et tilleul sucrés avec du miel. Gargarisme au carbonate de soude. Fumer peu.

AMPOULES. Piquer avec la pointe d'une aiguille trempée dans de l'huile de bonne qualité, laver ensuite avec de l'eau mélangée à la teinture d'arnica.

ANÉMIE. L'anémie est caractérisée par une teinte blafarde l'amaigrissement, la décoloration des gencives, des lèvres, l'appauvrissement du sang.

Le séjour dans les grandes villes, le défaut d'exercice, le manque d'air, le manque de nourriture, produisent presque toujours l'anémie, même chez les sujets les mieux constitués.

Il faut tout d'abord combattre les causes mêmes de l'anémie. Exercice au grand air, bains de mer, si possible. La maladie sera combattue avec succès par les Pilules ferrugineuses Saint-Bart, vin de quinquina, les Pilules de créosote, vin tri-phosphaté, sirop iodo-tannique. Les eaux minérales ferrugineuses donnent également d'excellents résultats.

Lorsque l'anémie est provoquée par des pertes de sang, on suivra le même traitement fortifiant et reconstituant. L'anémie a le grave inconvénient de laisser l'économie sans force de résistance contre les maladies diverses qui peuvent se produire. Il est donc urgent de suivre un bon traitement.

ANGINE. Voir Gorge.

ANTHRAX. Tumeur inflammatoire dure et douloureuse. Il faut généralement avoir recours au bistouri et la présence du médecin est indispensable.

APHONIE ou extinction de voix. L'aphonie s'observe quelquefois dans des maladies cérébrales, dans l'ivresse ou à la suite d'une vive émotion. Bains de pieds à la moutarde.

APHRODISIAQUE. Substances qui portent aux plaisirs vénériens, en excitant l'acte générateur ou en en ranimant des facultés diminuées ou abolies. On attribuait autrefois ces qualités à une certaine quantité de substances telles que la truffe, le céleri, l'ail, poivre, cannelle, chanvre indien, cantharides, etc. Les cantharides peuvent provoquer de très graves accidents.

APHTES. Petites plaques ou ulcérations se développant sur la langue ou dans la bouche. — Gargarismes de miel et d'alun.

APOPLEXIE. Coup de sang, congestion cérébrale. Lorsque le sang afflue en trop grande quantité au cerveau, il y a quelquefois congestion cérébrale. Le sang continuant à affluer peut amener la rupture d'une artère, le cerveau est envahi par le sang et il y a apoplexie. Causes : Alcoolisme, constipation habituelle, forte chaleur, travail intellectuel, tempérament sanguin, changement brusque de température etc.

En attendant le médecin, il faut desserrer les vêtements, placer le malade sur un lit en élevant la poitrine et la tête. Ouvrir les fenêtres. Compresses d'eau très froide sur la tête, sinapismes aux jambes, enveloppement des jambes et des pieds dans des linges très chauds.

Si le médecin n'arrive pas et que l'état ne s'améliore pas, mettez des sangsues derrière l'oreille et à l'anus.

Trempez un marteau dans de l'eau bouillante, quand le fer est très chaud, promenez-le le long des jambes et dans le dos.

On recommande encore un bain de pieds sinapisé, un lavement d'eau dans lequel on aura fait fondre quatre cuillerées de sel.

Dans le cas où l'attaque serait survenue à la suite d'excès de table ou simplement un repas un peu copieux, essayer de faire vomir en chatouillant la luette avec le doigt ou une barbe de plume.

Les tempéraments sanguins sont les plus exposés à cette affection. Les personnes sanguines devront plutôt faire usage de viandes blanches, vins légers additionnés d'eau. Se purger de temps en temps.

ASPHYXIE. L'asphyxie est un état de mort apparente causé par la cessation de la respiration. Quel que soit le motif de l'asphyxie, il faut se hâter de faire appeler un médecin.

L'asphyxie peut être causée par le gaz d'éclairage, l'oxyde de carbone, vapeurs de charbon, par les gaz qui s'échappent des fosses d'aisance, des égoûts, par le froid, par la submersion (noyés), par la strangulation (pendus). La plupart des asphyxiés présentent les caractères de la véritable mort. Or, l'expérience a démontré que des asphyxiés étaient revenus à la vie après **20 heures** de traitement. Il ne faut donc pas se décourager dans les secours à administrer.

Nous indiquerons d'abord les soins qui conviennent à tous les asphyxiés en général, nous passerons ensuite en revue ceux qui concernent particulièrement l'un ou l'autre genre d'asphyxies

Lorsqu'on se trouve en présence d'un asphyxié, on doit faire (en attendant l'arrivée du médecin) les tentatives nécessaires pour rétablir la respiration, et cela, alors même que tout espoir semble perdu. Un de nos confrères a admirablement résumé le traitement à suivre, nous lui empruntons les lignes suivantes :

Voici comment il convient de procéder :

« 1° *Donner au patient la position convenable.* — On déshabille promptement l'asphyxié, on coupe au besoin ces vêtements avec des ciseaux, puis il est placé sur un lit, la tête un peu inclinée en arrière, les épaules légèrement élevées au moyen d'un traversin qu'on a passé dessous, enfin on jette sur lui une couverture.

2° *Faciliter l'accès de l'air dans les poumons.* — La bouche devra être ouverte, si les dents sont serrées, on essaiera de les desserrer avec un morceau de bois ; on maintiendra ensuite les mâchoires écartées avec un bouchon ; cela fait, on débarrassera au moyen d'une plume, la bouche, les narines et la gorge, des mucosités et de l'écume qui pourraient s'y trouver. La langue sera maintenue en avant, car autrement elle pourrait gêner l'accès de l'air ; on la tire avec les doigts recouverts d'un mouchoir.

3° *Ramener la chaleur par des frictions et exciter la respiration.* — On fera des frictions sur le corps avec des linges chauds ou imbibés d'alcool camphré, eau de mélisse, vinaigre aromatique.

Si ces premiers soins restent sans succès, il faut, *sans trop attendre,* avoir recours à la respiration artificielle.

4° *Respiration artificielle.* — Elle peut être pratiquée de différentes façons ; nous signalerons les deux principales :

A. — *Insufflation d'air de bouche à bouche.* — On applique la bouche sur celle du malade, dont on serre le nez, et on souffle fortement, on se retire pour laisser sortir l'air introduit et on renouvelle l'opération à différentes reprises. (Cette insufflation peut encore se faire au moyen d'un soufflet).

B. — *Respiration artificielle d'après le procédé Sylvester* (procédé le plus simple et le plus pratique). L'opérateur, placé derrière la tête de l'asphyxié, saisit les bras du patient et les élève des deux côtés de la tête ; il les maintient ainsi pendant deux secondes (on élargit ainsi la cavité de la poitrine et on appelle l'air). Il abaisse ensuite les deux bras le long du corps et il les presse pendant deux secondes contre les côtés de la poitrine (diminution de la capacité de la poitrine pour faire ressortir l'air aspiré). On répète ensuite ces mouvements qui doivent être continués long-temps *avec persévérance*. Ajoutons que la respiration artificielle doit être pratiquée *aussitôt que possible*.

Pendant que l'un des assistants pratiquera la respiration artificielle, les autres personnes présentes essaieront de ramener la chaleur par les moyens indiqués plus haut.

Les soins qui précèdent s'appliquent à tous les asphyxiés en général ; voici ceux qui concernent plus particulièrement l'un ou l'autre genre d'asphyxie :

1° ASPHYXIE PAR L'AIR VICIÉ (charbon, etc.). — Lorsqu'un cas d'asphyxie par le charbon s'est produit, le premier soin doit être d'aérer la pièce en ouvrant toutes grandes les portes et les fenêtres ; le malade sera placé sur son lit et on lui prodiguera tous les secours indiqués plus haut (exposition au grand air, frictions, respiration artificielle) ; flagellation avec une serviette trempée dans de l'eau fraîche : passer sous le nez une compresse imbibée de vin aromatique.

Afin de prévenir autant que possible les asphyxies par le char-bon, qui sont assez fréquentes, rappelons que toutes les fois qu'on fera brûler du charbon dans une pièce, le fourneau doit être placé de façon que les gaz produits par la combustion, puissent s'échapper au dehors.

2° ASPHYXIE PAR SUBMERSION (noyés). — Débarrasser rapi-dement le noyé de ses vêtements, le transporter s'il est possible sur un lit et l'essuyer avec des linges chauds. Le noyé sera cou-ché sur le dos et légèrement incliné du côté droit : on débarras-sera la bouche des mucosités au moyen d'une plume, et pendant que des aides essaieront de ramener la chaleur par les moyens indiqués plus haut, une autre personne pratiquera la respiration artificielle. S'il s'écoule de l'eau par la bouche, pencher légère-ment la tête du malade pour faciliter la sortie de l'eau absorbée, *mais ne jamais suspendre le malade par les pieds*. Ces soins doivent être continués avec persévérance, et tentés alors même que le noyé aurait séjourné plusieurs heures sous l'eau ; on a vu des noyés revenir à la vie après plusieurs heures d'insensibilité.

3º ASPHYXIE PAR STRANGULATION (pendus). — Il faut immédiatement couper le lien passé autour du cou en soutenant le corps, puis on le débarrasse de tout ce qui pourrait gêner la circulation ou la respiration. On couche alors le patient sur un lit, la tête un peu élevée et on donne les soins généraux pour ramener, s'il est possible, la chaleur et la respiration.»

ASTHME. Névrose respiratoire, périodique, revenant par accès. Ventouses sèches sur la poitrine et le ventre. Porter de la flanelle. Fumer des cigarettes ou des pipes chargées de moitié tabac et moitié feuilles de belladone ; fumigations de papier nitré. **Chez les catarrheux,** eaux minérales sulfurées iodiques, Eaux Bonnes, Bagnères-de-Luchon, St-Honoré. Si possible habiter climats réguliers : Nice, Hyères, Cannes, etc. **Chez les goutteux,** Purgatifs légers, eaux de Vichy.

ATAXIE. — Ensemble de phénomènes sur les fonctions nerveuses, se manifestant par des désordres de mouvement et d'équilibre, par la paralysie, altérations progressives des centres nerveux. — Iodure de potassium en commençant par 25 centigr. par jour ; aller progressivement jusqu'à 2 grammes et plus si le médecin croit devoir l'indiquer. Ventouses.

Depuis quelque temps, on traite par la suspension ; mais il est nécessaire de consulter son médecin.

Le Rob dépuratif du Dʳ Penilleau est très efficace dans cette affection.

ATROPHIE musculaire progressive. — Viandes saignantes, vins généreux, quinquina, ferrugineux.

APPÉTIT. Perte d'appétit. Les maladies locales de l'estomac amènent généralement une diminution de l'appétit. Les adultes éprouvent aussi à certaines époques du dégoût pour les aliments. Cet état indique un malaise général qu'il importe de traiter de suite.

L'appétit sera réveillé suivant les cas, au moyen, soit du vin de quinquina, soit du vin de pepsine. Exercice au grand air, gymnastique, distractions.

ATTAQUES de nerfs (Hystérie, évanouissement). — Convulsions se produisant chez certaines femmes nerveuses, rires et pleurs en même temps, la malade se plaint qu'une sorte de boule partant de son bas-ventre remonte jusqu'à sa gorge et l'étouffe.

Ces attaques sont très rarement dangereuses. Placer la malade sur un lit, desserrer les vêtements, donner de l'air et de l'eau de fleurs d'oranger.

Les personnes atteintes de cette affection seront soulagées par les granules de picrotoxine qui donnent des résultats remarquables dans toutes les maladies nerveuses.

AVORTEMENT. Repos horizontal, s'il y a hémorrhagie abondante, placer des serviettes mouillées en attendant l'arrivée du médecin.

B

BALLES (Blessures par les balles ou par les grains de plomb). En attendant l'arrivée du médecin, laver la plaie avec de l'eau fraîche ou de l'eau phéniquée si l'on peut s'en procurer. Recouvrir ensuite avec un linge trempé dans de l'eau avec quelques gouttes de teinture d'arnica. Diète, immobilité.

Il faut bien éviter de chercher soi-même la balle ou les grains de plomb pour les extraire, car on ne ferait que les enfoncer davantage.

BALLONNEMENT. Enflement du ventre. — Le ballonnement indique généralement, soit une gastrite, une entérite, une obstruction de l'intestin.

Il faut consulter son médecin.

BAUME DU BRÉSIL. Le Baume du Brésil du Dr Penilleau est le meilleur remède contre la blennorrhagie, écoulement, goutte militaire, etc. Ce Baume est composé uniquement de plantes végétales ; loin d'affaiblir la constitution, il relève l'appétit.

BIBERON. Les tubes de caoutchouc du biberon doivent être tenus dans un grand état de propreté. Quand les tubes ne sont pas entretenus chaque jour, le lait se fige de chaque côté, se décompose et peut décomposer le lait nouveau qui passe dans le tube.

BLENNORRHAGIE. — Inflammation de la muqueuse de l'urèthre et du prépuce chez l'homme, du vagin, de la vulve et de l'urèthre chez la femme avec écoulement de couleur variable suivant la date de l'affection. Cette maladie, si répandue chez les jeunes hommes, provient d'un coït impur, mais nous l'avons constatée dans notre clientèle à la suite d'un rapprochement avec des femmes atteintes de flueurs blanches ou d'un catarrhe utérin. La blennorrhagie débute habituellement de 4 à 8 jours après le rapprochement impur.

Douleur à l'orifice de l'urèthre, écoulement verdâtre, douleur cuisante pendant l'excrétion de l'urine. Le canal est tendu, le pénis est gonflé, érection très désagréable pendant la nuit.

On prendra à jeun une cuillerée à soupe de Baume du Brésil du Dr Penilleau et immédiatement après une tasse de café sans eau de-vie.

Ce traitement est le meilleur que nous connaissons. Il donne des résultats **immédiats** après quatre jours de traitement.

Si par hasard, l'écoulement persistait on prendrait une cuillerée le matin et une le soir, trois heures après le dîner.

Dans les écoulements anciens ou chroniques (goutte militaire) on suivra exactement le même traitement et on arrivera très rapidement à une guérison complète.

Les malades qui ont essayé tous les produits prônés dans les annonces des journaux feront bien d'essayer ce traitement qui nous réussit depuis plus de quinze ans et qui nous a toujours donné des succès véritablement surprenants.

Il faut se défier des injections qui ont la prétention de guérir en quelques heures. Elles peuvent amener des rétrécissements.

Enfin les malades feront bien d'éviter de presser souvent le canal, ils l'irritent et retardent la guérison. De plus, ils courent le risque de se porter à l'œil le doigt imprégné de la matière de l'écoulement, et s'exposent ainsi à contracter une opthalmie blennorrhagique qui entraine fréquemment la perte de l'œil.

Pendant toute la durée du traitement, il faut éviter les fatigues, fuir les excès et principalement les liqueurs alcooliques.

BLESSURES voir suivant les cas, les articles **balles, contusions, coupures, morsures.**

BRONCHITES. — Cette affection pouvant devenir très grave, il faut consulter son médecin qui indiquera, suivant les cas, le traitement à suivre.

Quand la bronchite sera légère c'est-à-dire lorsqu'il s'agira d'un rhume de poitrine ou d'anciens rhumes négligés les capsules d'huiles de foie de morue créosotée seront souveraines.

BRULURE. — Si la brûlure est grave il est nécessaire de faire appeler un médecin. En attendant asperger d'eau froide pendant plusieurs heures. Ensuite recouvrir la plaie d'un linge moelleux bien enduit d'un liniment oléo-calcaire.

Ce liniment se fait en mélant par parties égales, de l'huile d'amandes douces avec de l'eau de chaux et en agitant le mélange. L'eau de chaux s'obtient en laissant en contact de l'eau sur la chaux vive. Si on ne peut se procurer ce liniment, on mettra sur la plaie des pommes de terre rapées.

On indique encore des blancs d'œufs.

Si la douleur était excessive il faudrait faire boire de l'eau de fleurs d'orangers, de tilleul. etc. Les perléines de chloral (0,10 centigrammes chaque demi-heure sans dépasser 30 perléines dans une journée pour une grande personne) produisent un grand soulagement. Il est malheureusement difficile de s'en procurer à à la campagne.

Quand les ampoules sont formées, il faut les ouvrir pour que la sérosité puisse s'écouler. Cette petite opération est indispensable.

BUBON SYPHILITIQUE. — Prendre le Rob dépuratif du Dr Penilleau.

C

CACHEXIE. Etat morbide, dépérissement, troubles digestifs et nutritifs se manifestant à la suite de longues maladies. Se traite généralement comme la chlorose (Voyez ce mot).

CADAVRES. (Conservation des). Remplir la bière avec de la sciure de bois, sulfate de zinc en poudre et huile volatile de lavande.

CADUC (mal caduc) voyez épilepsie.

CAFÉ. L'infusion de café est excellente dans une foule de cas. Elle constitue en excitant intellectuel ; elle permet de se livrer à un travail plus soutenu, elle active les fonctions des reins. Quand il y a abus, des symptômes nerveux et dyspepsiques ne tardent pas à se déclarer.

CALCULS. Petits corps solides se formant dans différents organes, foie, poumons, appareil urinaire. Quelques uns atteignent un volume considérable.

CALLOSITÉ. Induration de l'épiderme.

CALORIQUE. Qui produit de la chaleur.

CALVITIE. Pour la combattre, composer une pommade avec : moelle de bœuf, graisse de veau, huile d'amande ou huile de noisette.

CAMPHRE. Nom générique de composés aromatiques. A joué pendant longtemps le rôle d'un remède universel. Le camphre agit sur le système nerveux, il arrête la putréfaction. C'est un remède populaire.

CANCER. Tumeur qui s'attaque aux tissus et les détruit. Il est indispensable de consulter son médecin sans attendre trop longtemps.

CANCROIDE. Tumeur non cancéreuse.

CANTHARIDE. Insecte coléoptère. La poudre de cantharide est un poison violent qui agit surtout comme excitant des organes génitaux. Eviter ce genre d'excitant qui offre de grands dangers. Dans le cas d'empoisonnement, faire vomir en touchant la luette avec le doigt ou une plume.

CARIE. Maladie du système osseux, agir de suite. Cautérisations et amputations dans les cas graves.

CARREAU. Développement anormal du ventre chez les enfants. Se combat au moyen du Sirop de raifort iodé. Bains salés. Vie en plein air. Légers badigeonnages sur le ventre avec de la teinture d'iode. Lavements huileux.

CATALEPSIE. Etat nerveux caractérisé par la cessation de la volonté, des mouvements etc. Frictions aspersions froides sur le visage.

CATARACTE. En général, opacité du cristallin. Il convient de consulter son médecin.

CATARRHE. Voyez bronchite.

CAUCHEMAR. Délire pendant le sommeil, suffocation, oppression de l'estomac, frayeur, etc. Le cauchemar est dû, en général à une mauvaise position du corps ou est provoqué par une digestion pénible. Quand les cauchemars sont fréquents et qu'il y a surexcitation cérébrale, prendre avant de se coucher, des granules de picrotoxine du D* Pénilleau.

CAUTÈRE. Agent produisant la cautérisation. On appelle aussi cautère une petite plaie considérée comme *exutoire*, plaie que l'on entretenait pendant un certain temps. La *suppuration* était considérée comme dépurative ou dérivative.

CAUTÉRISATION. Application du feu ou de caustiques sur une plaie.

CÉCITÉ. Perte de la vue.

CÉPHALALGIE. Mal de tête violent produit par des causes multiples. Le traitement varie suivant les causes, voir migraine, syphilis, rhumatisme. Quand les maux de têtes sont produits par une surexitation du cerveau, prendre des granules de picrotoxine: dans le cas de syphilis, traitement dépuratif du Dr Pénilleau.

CHAMPIGNONS (Empoisonnement par les). Faire vomir de suite en chatouillant la luette. Donner 2 grammes d'ipécacuahna dans de l'eau tiède. Donnez ensuite 50 grammes de sulfate de magnésie que vous faites dissoudre dans un litre d'eau. Un verre par quart d'heure. Plus tard café très fort. Appelez le médecin.

CHANCRE. Ulcérations causées par le virus vénérien. Chancre mou : poudre de calomel, vin aromatique ; *chancre induré*, traiter comme la syphilis.

CHARBON. Sorte de pustule maligne provoquée souvent par la piqûre d'un insecte gorgé du sang d'un animal en putréfaction mort d'une maladie charbonneuse. Abattement, malaise, violente démangeaison à l'endroit ou la pustule s'est déclarée. Autrefois le charbon était fréquent, il tend à disparaître. Faire une incision à la pustule, cautérisation au fer rouge.

CHICORÉE SAUVAGE. La tisane de chicorée sauvage est un remède populaire employé comme laxatif et pour combattre les indigestions.

CHLOROSE. État morbide des jeunes filles à l'époque de l'adolescence. Troubles dans la menstruation, dans la digestion, douleurs névralgiques, malaise général, pâles couleurs etc. Quand la chlorose est provoquée par une influence morale (chagrins. etc.) il faut tout d'abord des distractions, la vie au grand air, l'exercice. La chlorose proprement dite sera combattue avec grand succès par les Pilules ferrugineuses Saint-Bart, le Sirop iodotannique, le vin tri-phosphaté, le vin de pepsine. Voyages, bains de mer, eaux ferrugineuses. Dans le cas de constipations, Pilules Saint-Bart.

CHOLÉRA. Des cas isolés de choléra se produisant chaque années pendant les grandes chaleurs, nous croyons devoir indiquer sommairement les premiers remèdes à donner aux malades avant l'arrivée du médecin.

1° *Choléra des enfants*. Supprimer l'alimentation, sauf le lait de la nourrice, une cuillerée à café d'Elixir de la Grande Chartreuse, ou café noir en petite quantité. Enveloppements dans des corps chauds, laines, fourrures, bouteille d'eau chaude.

2° *Choléra épidémique*. On combattra les vomissements au moyen de la potion suivante : Ether sulfurique 4 gr. ; laudanum de Sydenham 15 gouttes ; sirop de limons 30 gr. eau de fleur d'oranger 30 gr. ; eau de tilleul, 90 gr. Enveloppements chauds comme ci-dessus.

CHOLÉRINE. Forme atténuée du choléra, traitée comme le choléra.

CHORÉE. Maladie convulsive, commune chez les enfants ; mouvements inégaux, désordonnés. Granules de picrotoxine du Dr Penilleau. Bains tièdes prolongés.

CHRONIQUE (Maladie) qui dure longtemps et se développe peu à peu.

CIGUE (Empoisonnement par la). Faire vomir, employer ensuite le sulfate de magnésie comme dans le cas d'empoisonnement par les champignons. Faire appeler un médecin.

CIRRHOSE. Granulations d'un jaune roux que l'on rencontre dans le foie. Eviter les aliments trop substantiels. Prendre lait, œufs, poisson volailles, Pilules purgatives et dépuratives Saint-Bart. Consulter son médecin.

CLOU. Voyez Furoncle.

COLIQUE. En général, douleur d'intestin. Traiter les coliques intestinales au moyen d'applications chaudes sur le ventre, chartreuse, alcoolat de mélisse. S'il y a constipation, pilules purgatives Saint-Bart. Pour les coliques venteuses, tisane très chaude de menthe, d'anis ou d'angélique à laquelle il est bon d'ajouter de l'eau-de-vie, du rhum, de l'eau de mélisse. Cataplasmes sur le ventre. Les coliques hépatiques exigent un traitement sévère, il faut consulter son médecin.

COLOMBO (Racine de). Amer très agréable qui combat avec succès les embarras gastriques.

CONGESTION CÉRÉBRALE. Voyez apoplexie.

CONJONCTIVITE. Inflammation de la conjonctive. Se laver fréquemment les yeux avec de l'eau fraiche à laquelle on peut mélanger un peu d'eau de fleur d'oranger. Collyres au sulfate de zinc. Voyez Ophthalmie.

CONSOMPTION. Dépérissement dans certaines maladies et principalement dans la pthisie.

CONSTIPATION. — Défécation rare et difficile. Les matières s'amassent dans le gros intestin et se solidifient. Lavement d'eau tiède, ou au miel, ou à l'huile. Pilules Saint-Bart. Dans le cas de constipation habituelle, suivre un régime doux, prendre de l'exercice. Lavements. Chez les enfants, la constipation peut produire des convulsions. Il importe de les faire disparaitre. Lavements légers d'eau tiède avec un peu de glycérine ou d'huile. Modifier le régime, bouillon de veau, miel, compotes de fruits.

CONTUSION. Lésion produite par un choc sur les parties molles du corps. Compresses d'eau froide ou glacée, frictions avec de l'eau de mélisse, alcool camphré ou teinture d'arnica.

CONVULSIONS. Mouvements involontaires des muscles, mouvements convulsifs. Pour les convulsions des enfants chercher la cause et traiter suivant les cas. Faire appeler immédiatement un médecin, et, en attendant desserrer les vêtements, le cou surtout doit être libre. Bain de pieds d'eau très chaude à laquelle on ajoute 50 grammes de farine de moutarde. Au bout de dix minutes coucher l'enfant dans un lit chauffé, mettre des cataplasmes aux pieds. Si le médecin tarde à arriver, purger avec une cuillerée à café d'huile de ricin, ou essayer de faire vomir.

COQUELUCHE. Affection caractérisée par une toux violente et convulsive revenant par quintes. Manger peu, prendre le matin une cuillerée à café de sirop de belladone. A l'extérieur, légers badigeonnages de teinture d'iode, frictions vinaigrées. Flanelle sur la poitrine. Si la coqueluche continue, médication vomitive : changer d'air. Antipyrine, 0,10 à 0,15 centigrammes, suivant l'âge de l'enfant.

CORYZA. Rhume de cerveau. Infusion de bourrache, tilleul, fleurs pectorales. Respirer légèrement de la teinture d'iode. Si le coryza est chronique, irrigation nasale au moyen de l'eau salée tiède, ou de l'eau d'Enghien.

COUPURE. Rapprocher les bords de la coupure, pansement avec du sparadrap.

COURBATURE. Sentiment de fatigue générale occasionnée par un travail excessif. Repos, diète légère.

CRAMPES D'ESTOMAC. Vin de pepsine.

CROISSANCE DIFFICILE. Sirop iodo-tannique, vin tri-phosphaté, pilules ferrugineuses. Exercices au grand air, alimentation substantielle, vins généreux.

CRISES NERVEUSES Granules de picrotoxine du D' Pénilleau.

CROUP. (Diphtérie, angine maligne, angine couenneuse). Le croup, une des maladies les plus meurtrières, est caractérisé

par la formation de fausses membranes des voies respiratoires
et particulièrement du larynx. C'est une maladie microbienne à
marche très rapide. On reconnaîtra le croup aux symptômes
suivants: enrouement de la voix qui devient rauque, puis tend
à s'éteindre; toux suffoquante, sifflante qu'on a comparée à un
cri de coq en colère, expectorations de matières visqueuses.
Fausses membranes à l'épiglotte, autour de la glotte, au larynx.
La respiration devient de plus en plus difficile, le malade paraît étouffer, la voix devient sourde, puis s'éteint. Il faut se hâter
de faire appeler un médecin. S'il habite loin ou que son arrivée
tarde trop, on agira de suite.

Nous résumerons les principales méthodes employées contre
cette terrible affection. Faire vomir. Enlever avec précaution les
fausses membranes qui garnissent le fond de la gorge, éviter les
arrachements violents. Cautériser ensuite ou plutôt stériliser
avec de l'alun en poudre, du jus de citron, du tannin (2 à 5 grammes dans 100 grammes d'eau). Solution de camphre phéniqué, ou
naphol camphré. Répéter très souvent, même pendant la nuit

Soutenir le malade au moyen d'une alimentation reconstituante : viande hachée, œufs, champagne, eau-de-vie avec de l'eau.

L'eau de chaux désagrège également et dissout les membranes
diphtériques en outre on fera respirer au malade de l'eau de
chaux pulvérisée. On peut encore badigeonner les fausses membranes toutes les heures avec du coaltar saponiné étendu d'eau.
On recommande aussi de faire bouillir dans la chambre du malade de l'essence de thym (1 gr. pour 100 gr. d'eau).

Parmi toutes ces moyens les parents auront recours aux remèdes qu'ils auront sous la main: l'essentiel est d'agir vite et d'arrêter les progrés de l'infection.

On maintiendra une température élevée dans la chambre du
malade.

Nous ne pouvons passer sous silence la méthode de l'honora-
ble Dr Delthil qui a consacré de longues années à l'étude cette affection meurtrière. Dans son remarquable travail, le Dr Delthil
recommande de soumettre le malade à des vaporisations d'es-

sence de térébenthine qu'on peut se procurer presque partout. Ces vaporisations ont, en outre, l'avantage de préserver la famille de la contagion. Verser 2 litres dans 5 ou 6 plats très larges, tels que cuvettes etc. Augmenter ce nombre si la chambre est grande. Eloigner ces plats du feu, à cause de la grande inflammabilité de cette essence. Placer de chaque côté du malade, à 20 centimètres, une éponge ou une serviette imbibée d'essence de térébentine. Fermer les issues, portes et fenêtres. On peut entretenir ces évaporations sans aucun danger, même pour des enfants en très bas âge. Donner au malade 10 à 30 centigrammes, suivant l'âge, de sulfate de quinine. Faire vomir pour favoriser l'expulsion des matières diphtériques dissociées.

Badigeonner le fond de la gorge avec de l'essence de térébenthine jour et nuit toutes les heures ou les deux heures, suivant la gravité. Irrigations à l'eau de chaux.

Si ces moyens restent impuissants et si la maladie augmente, on fera des fumigations de goudron de gaz et d'essence de térébenthine. On versera deux cuillerées de goudron de gaz (et non de goudron de Norwège qui est dangereux) plus deux cuillerées d'essence de térébenthine dans un vase en métal. Placer ce mélange au milieu d'une petite pièce, loin du feu et des étoffes, et l'allumer en y plongeant une cuillère préalablement chauffée sur une bougie. Il se dégage une grande flamme et une fumée épaisse. Transporter le malade dans cette pièce, il y restera 10 minutes ou un quart d'heure. Ne pas s'inquiéter si le sommeil s'empare du petit malade. Rapporter ensuite l'enfant dans sa chambre dans laquelle on entretient des vaporisations d'essence de térébenthine nuit et jour. Cette méthode qui donne des résultats excellents a pour conséquence de faire fondre les fausses membranes qui se détachent ensuite facilement. Donner au besoin un vomitif.

Si tous ces moyens échouaient, le médecin aurait recours, comme dernière ressource, à la trachéotonie, opération qui consiste à faire une incision à la trachée.

CYSTITE. Inflammation de la vessie. Boisson d'orgeat, de chiendent, queues de cerises. Eaux de Vals et de Vichy.

D

DARTRES. Rob dépuratif du D' Pénilleau.

DÉBILITÉ. Faiblesse constitutionnelle, reconstituants, vices généraux, exercice au grand air.

DÉFAILLANCE. Faire boire une liqueur spiritueuse quelconque. Si la défaillance est due au manque de nourriture, donner du bouillon et des aliments très légers pour ne pas surcharger l'estomac qui s'est rétréci.

DÉLIRE. Dans le cas de délire alcoolique faciliter les excrétions, au besoin composition d'opium, ou hydrate de chloral.

DÉLIVRANCE. Dernier acte de l'accouchement, expulsion des annexes du fœtus.

DÉMENCE. Forme de l'aliénation mentale, arrivée à son dernier degré.

DENTITION (accident de la). Friction sur les gensives avec du miel rosat ; donner une racine de guimauve à mâcher.

DIABÈTE. Le biabète proprement dit est caractérisé par une abondante émission d'urine contenant une matière identique au sucre de fécule. Interdire le sucre et tous les féculents. On prendra des eaux minérales de Vichy. Contrexéville, Bourboule, etc.

DIARRHÉE. 1° chez les enfants en bas âge ; La diarrhée est causée par une alimentation vicieuse, ou par les accidents de dentition. En général l'allaitement rétablira le malade, on supprimera les bouillons, ou autres aliments. Si la diarrhée est intense cataplasmes émollients sur le ventre ; pendant le jour on mettra une flanelle pliée en quatre. Eau de riz.

Délayez un blanc d'œuf dans de l'eau sucrée, ajoutez quelques gouttes de fleur d'oranger, c'est un remède facile et qui produit très souvent une amélioration notable. On pourra aussi verser 2 gouttes de laudanum de Sydenham dans un demi verre d'eau sucrée et on donnera à l'enfant de 3 à 5 petites cuillerées à café par jour suivant l'âge et l'intensité de la diarrhée.

Si la langue est chargée faire vomir, si les selles sont muqueuses purger légèrement.

2° Diarrhée chez les grandes personnes. Cataplasmes et flanelle comme ci-dessus ; doubler les doses de laudanum de Sydenham. Eau de riz, purgatifs légers, sulfate de magnésie, opium à petites doses. On pourra associer l'opium à une liqueur spiritueuse.

Cesser les légumes et les fruits.

DIGESTION. Dans les mauvaises digestions, on prendra du vin de pepsine qui rétablit promptement les fonctions de l'estomac.

DILATATION. (de l'estomac). Boire le moins possible et aux repas seulement.

DIURÉTIQUE Ce dit des médicaments qui augmentent la sécrétion urinaire : scille, digitale, etc.

DIPHTÉRIE. (voyez croup).

DYSENTERIE. Maladie caractérisée par de vives coliques, selles très fréquentes mais peu abondantes contenant des mucus sanguinolents. La dysenterie est souvent grave, à la campagne on n'y prend pas suffisamment garde et on soigne mal en donnant beaucoup d'aliments lourds qui laissent trop de résidus.

Alimentation légère ne laissant pas de résidus : féculents, viandes blanches, œufs, eau de riz. On fera prendre des lavements composés d'une décoction de têtes de pavot dans laquelle on délayera un peu d'amidon de façon à former une bouillie très claire. Ajouter 6 gouttes de laudanum pour le rendre plus efficace.

Garder le lit, éviter le froid. Laver les cabinets d'aisance à grande eau pour éviter les miasmes qui se dégagent des selles.

DYSPEPSIE. Gastrique : Trouble de la fonction digestive qui est lente, laborieuse, incomplète. Causes multiples : inflammation chronique, ulcération ou cancer : elle est souvent liée à une affection du foie, du cœur, etc. Elle est fréquemment produite par des influences morales, nerveuses, agissant sur les conditions de la digestion. Dans le traitement, on remontera à la cause.

Manger peu, vin de quinquina avant le repas ; vin de pepsine après. Dans quelques cas le médecin fera le lavage de l'estomac.

Pilules ferrugineuses de Saint-Bart, eaux minérales de Plombières, de Neris, de Bagnières-de-Bigorre, etc.

Exercice musculaire, vie en plein air, promenade immédiatement après le repas. Éviter de se livrer à un travail de tête après les repas.

E

ECCHYMOSE. Voyez contusions.

ECLAMPSIE. Convulsions : 1° chez la femme au dernier moment de la grossesse et pendant l'accouchement. 2° chez certains enfants. Dans le premier cas granules de picrotoxine du Dr Penilleau ; inhalation de chloroforme ; affusions froides. Pour les enfants, l'éclampsie présente souvent la forme d'une épilepsie passagère. Suivre un régime sévère, affusions froides, granules de picrotoxine.

ECROUELLES. Voyez scrofules.

ECZÉMA. Affection de la peau caractérisée par la formation de petites vésicules, très rapprochées.

Il importe de ne pas laisser l'eczéma devenir chronique car la guérison est ensuite très difficile.

Purgatifs légers : Pilules dépuratives et purgatives Saint Bart, bains d'amidon, bains de son ; Rob dépuratif, pommade résolutive du Dr Penilleau, cataplasmes émollients, eaux minérales de Vals ou de Vichy.

Si l'eczéma est provoqué par un sang pauvre et vicié ou par la syphilis traitée incomplétement, il faudra suivre le régime dépuratif complet et prendre en outre des pilules ferrugineuses.

ÉLÉPHANTIASIS. Maladie tuberculeuse de la peau, gonflement des jambes qui prennent l'aspect de pattes d'éléphants.

ÉLIMINATION. Se dit de l'expulsion par les reins, la peau, etc., de substances introduites dans le corps.

ÉMACIATION. Maigreur poussée à l'extrême. Voir anémie.

EMBARRAS : 1° *gastrique* : Soigner de suite, car l'embarras gastrique peut amener des maladies graves. Si l'embarras est léger, on prendra un purgatif salin, diète, repos, boissons acidulées. S'il est intense on fera d'abord vomir et on pourra en outre purger le lendemain.

S'observer ensuite et éviter toutes les causes d'embarras gastriques, Eaux de Vichy, de Vals, etc.

2° *embarras intestinal*. Faire évacuer par un purgatif salin, cataplasmes sur le ventre. Si les embarras gastriques ou intestinaux reviennent fréquemment suivre un régime.

ÉMOLLIENTS. Agents ayant pour but de diminuer la raideur, la dureté de tissus irrités ou enflammés.

EMPIRIQUE. En médecine, les moyens empiriques sont des moyens dont l'action médicale ne repose sur aucune base ou qu'on ne peut s'expliquer, et qui guérissent ou soulagent le malade.

La doctrine empirique repose en quelque sorte sur des expériences qui ont donné de bons résultats.

ENDÉMIQUE. Se dit d'une maladie propre à un pays, à une région.

ENDOCARDITE. Inflammation de la membrane intérieure du cœur.

Infusion de digitale, ventouses scarifiées, repos, tempérants.

ÉNERVEMENT. Se dit de l'état morbide dans lequel se trouvent les personnes qui se livrent à un travail intellectuel exagéré, qui ont des préoccupations très absorbantes, des inquiétudes. L'abus du coït, les veilles prolongées, les apéritifs, l'alcool en général, l'absinthe surtout provoquent également l'énervement.

Pour le traitement il suffit de faire disparaître la cause, de prendre des calmants et du repos.

ENGELURES. Voici un moyen très simple pour faire disparaître les engelures :

Faire bouillir du son avec de l'eau y plonger la partie malade (main ou pied) et y laisser une heure environ en entretenant la même température du son. Puis se frotter les mains ou les pieds soit avec de la pommade camphrée, soit simplement avec de la graisse de volailles préalablement ramollie au feu. S'envelopper la partie malade. Quand les engelures résistent au traitement, il faut soigner l'état général. Les enfants lymphatiques et scrofuleux sont surtout sujets aux engelures: on leur fera prendre du sirop de raifort iodé, du vin tri-phosphaté, etc.

Quand les englures sont enflammées, il est nécessaire de prendre des cataplasmes émollients.

ENTÉRITE. Inflammation de la muqueuse de l'intestin. Boissons adoucissantes, quarts de lavements émollients (son, amidon, décoction de têtes de pavots), cataplasmes sur le ventre, flanelle pendant le jour, alimentation très légère.

ENTORSE (du pied). Mettre immédiatement le pied dans un seau d'eau très froide, le laisser y séjourner pendant très longtemps. Ce moyen est excellent, mais il faut pouvoir le pratiquer de suite. Si on ne peut user de ce moyen ; compression régulière, *repos absolu*. Massage avec de l'huile ou du beurre.

ÉPILEPSIE. (Mal caduc, Haut mal). Maladie nerveuse, chronique souvent héréditaire, se manifestant par des accès intermittents caractérisés par la perte de connaissance, des convulsions, suffocations etc.

Grandes attaques. Le malade est renversé, contraction violente des membres, raideur des muscles, la face devient violette: une légère écume apparaît sur les lèvres, respiration précipitée, ronflante, perte complète de connaissance, pendant l'accès, insensibilité après l'accès stupeur du malade et abattement variant d'un quart d'heure à plusieurs heures. **Petites attaques.** Vertiges de plus ou moins longue durée, crispation de la face, contracture d'un ou plusieurs membres, marche précipitée en avant, étourdissement.

Les causes de cette maladie sont multiples, dans quelques cas elles sont inconnues : Emotions très violentes, peur ou frayeur, convulsions pendant l'enfance, hérédité, lésions du cerveau. Dans les grandes villes, on observe souvent cette affection chez les alcooliques. L'épilepsie peut provoquer des paralysies, la folie furieuse etc. etc.

Traitement : De tous temps les médecins se sont occupés de cette affection et ont cherché des remèdes. On a tour à tour essayé la belladone, l'indigo, oxyde de zinc, sulfate de cuivre, ammoniaque, le nitrate d'argent, le bromure de sodium.

Dans ces derniers temps on a essayé le bromure d'or et le sulfonal.

C'est au Dr Penilleau que revient l'honneur d'avoir donné le véritable remède. Désormais les malades atteints de cette terrible affection pourront espérer leur guérison définitive.

La picrotoxine est le principe actif de la coque du Levant liane grimpante qui croit dans l'Inde et dans les îles de la Malaisie. On s'en sert dans les Indes pour enivrer les poissons qui viennent ensuite flotter à la surface de l'eau et se laissent prendre à la main.

La picrotoxine agit sur la moelle épinière. Combinée avec de bromure de potassium, elle donne, dans toutes les affections nerveuses, des résultats véritablement surprenants.

L'elixir de picrotoxine du Dr Penilleau combat progressivement la cause même du mal et le mieux se confirme jusqu'à complète guérison. La durée du traitement varie suivant les cas, mais il est indispensable de suivre le traitement pendant un certain temps pour observer l'amélioration.

Les Granules de Picrotoxine sont employés dans les petites attaques d'Epilepsie et dans toutes les affections nerveuses moins graves, telles que Hystero-Epilepsie, Danse de St-Guy, Névroses, Affections de la moelle épinière, Ataxie, Convulsions hystériques, Maladies nerveuses de la grossesse, Maux de nerfs, Migraine, Spasmes, Insomnie, Vertiges, etc.

EPISTAXIS.-(Voir Saignement de nez).

ÉRUPTION. Apparition à la surface de la peau de boutons, de taches, etc. Diète, repos au lit, si l'éruption continue, faire appeler un médecin, car cette éruption peut être les premiers symptômes d'une maladie.

ÉRYSIPÈLE. Inflammation de la peau avec rougeur vive. Faire appeler un médecin et, en attendant, prescrire le repos le plus absolu.

ESTOMAC. L'estomac est l'organe principal de la digestion. L'estomac peut être le siège d'un grand nombre de maladies : (voyez dyspepsie, gastrite, gastralgie). Les personnes qui ont l'estomac paresseux, la digestion difficile devront éviter les aliments lourds et indigestes et suivre un régime sévère. Le vin de pepsine, le vin de malaga au pyrophosphate de fer, quinquina rouge et colombo du Dr Penilleau, les pilules ferrugineuses Saint-Bart, l'eau de Vichy rétabliront promptement les fonctions de l'estomac.

Pour les ulcères et les cancers de l'estomac, il est indispensable de consulter son médecin.

ÉTIOLEMENT. Quand l'homme est privé d'air, de soleil, de lumière, quand ses fonctions s'accomplissent mal, il s'étiole à la façon des plantes privées des mêmes éléments.

Exercices au grand air, vins généreux, quinquina et les promenades au soleil.

L'étiolement des jeunes filles sera combattu de la même façon, prendre le sirop iodo-tannique et le vin tri-phosphaté.

ÉTOURDISSEMENT. (Voyez évanouissement).

ÉVANOUISSEMENT. Perte de connaissance, suppression du mouvement, desserrer les vêtements, coucher horizontalement sur un lit ou à terre, *ne pas asseoir*, ouvrir les fenêtres, jeter quelques gouttes d'eau au visage, faire respirer des sels anglais ou simplement du vinaigre ; faire des frictions aux tempes, aux bras, aux cuisses. *Éviter de faire des saignées.*

F

FAIBLESSE. (Voyez anémie, dyspepsie, étiolement).

FÉBRIFUGES. Se dit des médicaments propres à combattre les fièvres intermittentes, tels que le quinquina, le sulfate de quinine.

FIÈVRE. La fièvre est un état morbide caractérisée par une augmentation de la chaleur, douleurs générales, trouble de toutes les fonctions.

1º *Fièvre ordinaire* ou éphémère. La diète et le repos ont généralement raison des fièvres simples. Ne pas boire froid : s'il y a en même temps embarras gastrique faire vomir, s'il y a embarras intestinal, constipation, etc., faire prendre un lavement. Il est essentiel de débarrasser l'estomac et les intestins de façon à éviter des complications telles que fièvre typhoïde, etc.

Au besoin, si la fièvre persiste, sulfate de quinine.

2º *Fièvre intermittente*. Légère purgation avec 15 à 20 grammes d'huile de ricin. Le lendemain administrer 0.30 centigrammes de sulfate de quinine. Faire boire de la tisane d'orge. Poudre de quinquina en petite quantité.

Pour les jeunes enfants de 5 à 30 centigrammes de sulfate de quinine ; préparations légères de fer et quinquina, bains sulfureux entre les accès, changement d'air.

Le café noir bien sucré est souvent très efficace ; le prendre 2 heures 1/2 avant l'heure ordinaire de l'accès. Les grandes personnes peuvent en prendre deux grands verres. On a vu disparaître des fièvres très rebelles par ce moyen si simple.

3° *Fièvre pernicieuse.* En général la fièvre pernicieuse est une des formes de la fièvre intermittente. Traiter comme ci-dessus.

4° *Fièvre typhoïde.* Chambre vaste, bien aérée. Compresses d'eau fraiche sur la tête, donner de l'orangeade, groseille, etc. Soutenir le malade au moyen de bouillon léger, vin rougi, thé noir. Pour le reste du traitement il est préférable d'attendre son médecin, car la fièvre typhoïde revêt plusieurs formes qui demandent des soins différents.

5° *Fièvre de lait.* Traiter comme la fièvre ordinaire en prenant des soins particuliers pour les seins, la matrice et la vulve.

FISTULE. Conduit ou canal étroit creusé dans les tissus par une cause accidentelle laissant échapper du pus.

FLUEURS BLANCHES. Écoulement muqueux des parties génitales chez la femme. S'observe principalement dans les cas de lésion. S'observe aussi dans la chlorose. Injections chaudes et astringentes et principalement de feuilles de noyer. Comme traitement général : fer, quinquina, sirop iodo-tannique, vin très phosphaté.

FLUXIONS DE POITRINE. Quand on se trouvera en présence d'une fluxion de poitrine (point de côté et violent mal de tête) on fera coucher le malade et on maintiendra une température élevée dans sa chambre. Boissons chaudes, ventouses scarifiées en attendant le médecin qui complétera le traitement.

FOULURES. (Voyez entorse).

FRACTURE. Rupture d'un os.

FRICTIONS. Frottement sur la peau avec la main, la flanelle une brosse, etc. Les frictions assouplissent les tissus, facilitent les fonctions en général. Elles sont excellentes dans une foule de cas.

FUMIGATIONS. Action de produire des vapeurs ou une fumée destinée à purifier l'air, ou dirigée sur une partie malade (voyez croup).

FURONCLE ou clou. Essayer de le faire avorter par de légers badigeonnages de teinture d'iode. Si on ne peut y arriver, on mettra des cataplasmes émollients (farine de lin, mie de pain qu'on fait bouillir dans du lait, feuilles de guimauve).

G

GALE. 1° Friction du corps entier au moyen de savon noir ; 2° bain ; 3° friction avec une pommade composée de 2 parties de soufre et 12 parties de graisse (ajoutez si possible 1 partie de sous-carbonate de potasse). Changer de linge, désinfecter l'ancien ou le brûler. Bains de son et frictions souvent répétées.

GANGRÈNE. Destruction de la vie organique d'une partie quelconque du corps. Désinfecter la plaie au moyen de coaltar saponiné étendu d'eau, camphre, poudres astringentes. On fera appeler le médecin.

GASTRALGIE. Douleur de l'estomac (voyez dyspepsie).

GASTRITE. Inflammation de la muqueuse de l'estomac. Limonade ordinaire pour calmer l'inflammation. Lait, œufs, nourriture légère. Eau de Vichy (voyez dyspepsie).

GOITRE. Il disparaîtra facilement au début en prenant (pour commencer) 0,50 centigrammes d'iodure de potassium dans du lait tiède. On augmentera peu à peu la dose.

Le Rob dépuratif du Dr Pénilleau rendra de grands services.

On devra en outre badigeonner à la teinture d'iode. Sirop iodo-tannique.

GONORRHÉE. (Voyez blennorrhagie).

GORGE (Maux de). Douleur à la gorge, difficulté d'avaler. Examiner la gorge et s'assurer qu'il n'y a pas de tâches grises, jaunes ou blanchâtres. Gargarismes avec de l'alun, ou du miel rosat étendu d'eau, ou enfin de jus de citron. Si le mal s'aggrave appeler le médecin. Si la voix s'éteint, si la toux est sifflante il faut craindre le croup (voyez ce mot). Il ne faut jamais négliger un mal de gorge.

GOURMES. Eruptions croûteuses de la face ou du cuir chevelu, particulières à l'enfance. Traitement local : cataplasmes de fécule, de mie de pain bouillie avec du lait de façon à faire tomber les croûtes. A l'intérieur : huile de foie de morue, sirop de raifort iodé, capsules d'huile de foie de morue créosotée. Tisanes de pensée sauvage, douce amère. Dans beaucoup de campagnes on néglige de soigner les gourmes, craignant de faire apparaitre une autre maladie en les enlevant trop tôt.

On a grandement tort, cependant beaucoup de médecins évitent de faire tomber trop tôt les croûtes. On pourra donc, si on le désire, attendre quelques jours avant d'appliquer le traitement local ci-dessus. Quant au traitement général à l'intérieur on devra l'employer de suite.

GOUTTE. La goutte est caractérisée par une fluxion très douloureuse des articulations et surtout sur celles des pieds et des mains. Exercice musculaire. Eau de Vals, eau de Vichy. Forcer la sécrétion urinaire, digitale, scille, tisane de bourgeons de sapins.

Eviter les alcools, les épices, les viandes faisandées.

Envelopper l'articulation avec de la ouate, de la flanelle, etc. Se faire transpirer.

Pilules purgatives Saint-Bart.

GRAVELLE. Bains de vapeurs térébenthinées. Eau de Contrexéville. Exercice et gymnastique.

GRIPPE. On commencera par faire transpirer fortement : infusion de tilleul, mauve, violette. Antipyrine 0.50 centigrammes.

Garder la chambre où l'on maintiendra une température douce et toujours égale.

GROSSESSE. On combattra les vomissements par le vin de pepsine et le vin de Champagne. On combattra les maux de nerfs au moyen des granules de picrotoxine.

HALEINE FÉTIDE. Chercher la cause. Si elle vient des dents, arracher ou plomber les dents cariées. Rafraichir et aromatiser l'haleine au moyen d'eau dentifrice, d'eau de toilette. Il faut des soins particuliers pour la bouche : se gargariser et se laver matin et soir avec de l'eau tiède. Si la mauvaise haleine provient de digestions difficiles, il faut soigner l'estomac. Le vin de pepsine activera la digestion.

HALLUCINATIONS. Les hallucinations sont des troubles des sens : on voit des objets, on entend des bruits, etc., qui n'existent pas. Bains tièdes prolongés. Les hallucinations sont souvent la conséquence d'un état de grande faiblesse. Dans ce cas, il faut soigner l'état général au moyen d'une nourriture substantielle, vin généreux, vin tri-phosphaté, pilules ferrugineuses Saint-Bart.

HAUT MAL. Voyez épilepsie.

HÉMATÉMÈSE. Vomissement de matières sanguinolentes. Boissons froides. Cataplasmes froids sur l'estomac. Aliments liquides froids.

HÉMATURIE. Pissement de sang ou de sang mêlé d'urine. Repos. Boissons abondantes pour laver la vessie. Voir le médecin.

HÉMÉRALOPIE. Faiblesse de la vue, surtout dès que le soleil disparait à l'horizon. Légers purgatifs : lavage à l'eau froide.

HÉMIPLÉGIE. Paralysie d'une moitié du corps.

HÉMOPTYSIE. Crachement de sang provenant d'une maladie du poumon ou d'un organe voisin, aorte ou cœur. Repos, diète, boissons très froides par petites gorgées, ventouses.

HÉMORRHAGIE. On appelle ainsi une perte abondante de sang. 1° *Hémorragie nasale ou saignement de nez.* Appliquer un corps très froid dans le dos sur la peau. Faire lever les bras et principalement le bras opposé au côté de la narine par où s'échappe le sang. Si ces moyens ne suffisent pas, plonger les mains dans de l'eau très chaude; ou prendre un bain de pied sinapisé. Glaces ou corps froids sur le front et sur les tempes. Éviter de tenir la tête très élevée sous prétexte d'arrêter l'écoulement.

2° *Hémorrhagie produite par les plaies.* Bander la plaie en appliquant préalablement de la charpie en grande quantité. Calme. Les hémorrhagies très abondantes peuvent être causées par la lésion d'un vaisseau. Dans ce cas, lier le membre au-dessus de la blessure et faire appeler le médecin.

3° *Hémorrhagies utérines.* Compression, tamponnement. Compresses d'eau froide sur le ventre et sur le poignet. Appeler le médecin.

HÉMORRHOIDES. Pommade, beurre de cacao. Éviter la station assise. Légers purgatifs pour éviter la constipation.

HERNIE. Porter un bandage, éviter les efforts.

HERPÈS. Affection de la peau. Pommade de calomel, beurre de cacao, cold-cream. Pommade résolutive du Dr Pénilleau, dépuratifs.

HOQUET. Provoquer brusquement une petite frayeur. Avaler très lentement de l'eau froide. Suspendre le plus longtemps possible la respiration. Si tous ces moyens étaient impuissants et si le hoquet était intense, avaler de la glace par petits morceaux, boire de l'eau avec de la menthe, faire des frictions énergiques au creux de l'estomac.

HYDARTHROSE. Accumulation de sérosité dans une cavité des articulations. Compression avec une bande.

HYDROCÈLE. Accumulation de sérosités dans les bourses. Consulter son médecin.

HYDROCÉPHALIE. Accumulation de sérosités dans la cavité cranienne. La tête prend un développement considérable et l'enfant arrive rarement à l'âge adulte.

HYDROPISIE. Accumulation de liquide dans les cavités naturelles ou dans le tissu cellulaire. Il faut rechercher la cause et la combattre ; la présence d'un médecin est indispensable.

HYDROTHÉRAPIE. Traitement par des douches ou des ablutions d'eau froide. Les douches rendront de grands services dans beaucoup de maladies et principalement dans l'atonie ou faiblesse des organes, dans les maladies nerveuses, etc.

L'exercice et l'hydrothérapie doivent être pratiquées par tous ceux qui désirent augmenter leurs forces physiques et développer leurs muscles et leurs fonctions en général.

HYPERTROPHIE. Développement anormal d'un organe ou partie d'organe : cœur, foie etc. Pour l'hypertrophie des amydales, voyez amygdales.

HYPNOTISME. Méthode consistant à endormir partiellement ou complétement le malade soit sous l'influence de la volonté de l'opérateur soit en faisant regarder fixement au patient un petit objet très brillant.

HYPOCONDRIE. Voyez maladie noire.

HYSTÉRIE. L'hystérie est un trouble nerveux. Ce mot vient du grec, qui signifie utérus, parce qu'on croyait que l'utérus était le siège de cette maladie. Aujourd'hui on appelle ainsi une affection nerveuse se manifestant par des maux et des attaques de nerfs, des suffocations etc. Il faut combattre l'hystérie dès le début en traitant surtout l'état général, alimentation substantielle, reconstituants tels que vin tri-phosphaté, vins de quinquina, vin de pepsine, pilules ferrugineuses Saint-Bart. Éviter les liqueurs fortes, le café, etc. Bains tièdes prolongés ; tilleul, infusion de feuilles d'oranger, granules de picrotoxine du Dr Pénilleau, éther, bromure de potassium. Bains de mer, distractions, voyages, exercices, électricité.

HYSTÉRO ÉPILEPSIE. Hystérie présentant les formes de l'épilepsie, même traitement que ci-dessus.

ICTÈRE. Maladie caractérisée par une coloration jaune de la peau. Bains tiède, alimentation modérée, pilules dépuratives et purgatives.

IDIOTIE. Arrêt dans le développement des facultés intellectuelles.

IMPÉTIGO. Croutes de la peau. Cataplasmes émollients, pommade de vaseline et d'acide borique.

IMPUISSANCE. Affaiblissement ou abolition de l'acte générateur. Il faut se garder de réveiller les fonctions par les cantharides qui provoquent souvent de très graves accidents (voyez cantharides). Il est préférable d'avoir recours à l'hydrothérapie, à l'exercice en plein air et aux reconstituants tels que vin tri-phosphaté, amer, quinquina. On essaiera l'électricité qui donne quelquefois d'excellents résultats. Viandes saignantes, vins généreux, pilules ferrugineuses. Bains locaux avec de l'eau froide, bains de mer.

INANITION. Epuisement par suite de nourriture incomplète. Faire usage de reconstituants, améliorer la nourriture.

INCONTINENCE (nocturne d'urine). Toniques et reconstituants, bains locaux d'eau froide, frictions alcooliques sur tout le corps. Si l'incontinence ne s'arrête pas, donner le soir pendant deux ou trois jours 1 centigramme d'extrait de belladone ; continuer les toniques et les reconstituants. S'il n'y a pas amélioration, continuer l'extrait de belladone, ajouter au traitement le sirop iodotannique ou le vin tri-phosphaté. Cette affection particulière à la deuxième enfance disparaît rapidement au bout de quelque temps. A la campagne, on a le tort de croire que ces accidents sont la cause d'une paresse de l'enfant. On fera mieux de traiter l'état général et de réveiller l'enfant une ou deux fois par nuit pour le faire uriner.

INDIGESTION. 1° *Indigestion légère.* Café, élixir de garus, chartreuse en quantité suffisante ; 2° *indigestion intense.* Faire vomir en chatouillant la luette avec une barbe de plume ou le doigt. Boire de l'eau tiède pour favoriser les vomissements. Si les intestins sont douloureux, lavements émollients et cataplasmes sur le ventre. Diète le lendemain et jour suivant.

INFLAMMATION. Echauffement et gonflement avec chaleur.

INFLUENZA. Sorte de grippe dont les complications sont très dangereuses et qui développe des maladies déjà existantes. Il importe de soigner dès le début cette maladie.

Repos absolu, garder la chambre qu'on maintiendra à une température douce. 1° *Forme nerveuse.* Prendre des cachets d'antipyrine, 2° *Forme catarrhale.* Ventouses nombreuses, coton iodé ou teinture d'iode. 3° *Forme gastrique.* Léger purgatif. L'essentiel est de garder la chambre jusqu'à la disparition complète du malaise.

INFUSION. Se dit de l'opération qui consiste à verser de l'eau bouillante, ou autre liquide, sur une substance pour en extraire les principes.

INJECTION. Opération qui consiste à introduire à l'aide d'une seringue ou autre instrument, un liquide dans une cavité accidentelle.

INOCULATION. L'inoculation est une opération par laquelle on introduit un virus dans l'économie.

INSOLATION. Garder le lit, étendre sur la partie malade du lait ou de la crème. Répéter souvent.

INTERMITTENTE. Voyez fièvre intermittente.

INSOMNIE. Chercher la cause. En général l'insomnie sera combattue par les bains tièdes prolongés, le bromure de potassium, les granules de picrotoxine.

IVRESSE. Pour l'ivresse ordinaire sans délire, coucher le sujet et le laisser au repos. S'il y a délire, faire vomir, lait, thé ou café : 6 à 8 gouttes d'ammoniaque dans un verre d'eau sucrée. Par les temps froids les congestions cérébrales sont très fréquentes, il faudra éviter que le sujet sorte au dehors ou le couvrir fortement.

JAUNISSE. Boissons délayantes, bains tièdes, alimentation modérée (voyez ictère).

KÉRATITE. Inflammation de la cornée. Emollients et collyres.

KOUSSO (ou cousso). Nom des fleurs d'un arbre qui croît en Abyssinie. La poudre de kousso délayée dans l'eau bouillante a la propriété de chasser le tœnia ou ver solitaire. La poudre de kousso doit être très fraîche pour être active.

KYSTES. Les kystes sont des tumeurs de formes et de dimensions variables qui siègent aux ovaires, au rein, etc.

LAIT. Le lait est un aliment très nutritif et se digère facilement. C'est le premier aliment de l'homme. Produit quelquefois la diarrhée et aussi la constipation. Le lait est excellent comme diurétique, c'est-à-dire pour forcer l'excrétion urinaire. Il rend de grands services dans les maladies de l'estomac.

LARYNGITE. Inflammation de la muqueuse du larynx. Revêt des formes multiples et exige des soins particuliers que le médecin indiquera suivant les cas.

LAVEMENT. Les lavements les plus usités sont les lavements émollients, fébrifuges, purgatifs, vermifuges. Les lavements émollients sont composés de décoction de graine de lin, racine de guimauve, gros miel, huile d'amandes douces et cassonnade, eau d'orge, camomille, huile d'olive. Les lavements fébrifuges, décoction de pavot et sulfate de quinine ; les lavements purgatifs, 8 grammes de sel infusé dans un kilogramme de décoction de graine de lin : les lavements vermifuges : 10 grammes de semen contra et valériane infusés dans 250 grammes d'eau bouillante.

LAXATIFS. Médicaments opérant une légère purgation, pruneaux, miel, etc.

LÈPRE. Affection de la peau particulière aux peuples de l'Asie et de l'Afrique.

LÉTHARGIE. Anéantissement des facultés simulant la mort.

LEUCORRHÉE. Voyez flueurs blanches.

LITHIASE. Formation de calculs dans l'économie et particulièrement dans les voies urinaires : disposition particulière à contracter cette affection.

LOUPE. Tumeurs placées sous la peau. Au début, traiter par des badigeonnages de teinture d'iode. Si la tumeur ne disparaît pas, le médecin fera l'incision.

LUMBAGO. Douleurs rhumatismales dans la région lombaire. Frictions énergiques, douches de vapeur, vésicatoires, applications de chloroforme, ventouses scarifiées, frictions à l'essence de térébenthine ou à l'alcool camphré, bains de vapeur térébenthinés.

LUPUS. Affection de la peau qu'on rencontre chez les scrofuleux. Huile de foie de morue à hautes doses. (Voyez scrofule).

MAL BLANC (ou d'aventure). On donne ce nom à des abcès superficiels, qui en général, surviennent à l'extrémité des doigts et sont produits soit par des piqûres, épines, petits morceaux de bois, soit par tout autre corps étrangers où à la suite de coups violents.

C'est un mal très fréquent à la campagne. Malheureusement on a la mauvaise habitude d'écouter les commères qui, toutes, ont un remède plus ou moins merveilleux. Voici le traitement que nous conseillons : arroser la partie malade avec de l'eau tiède pendant 20 minutes, quand la peau sera très blanche, percer l'abcès. S'assurer s'il n'y a pas une épine, un petit morceau de bois ou tout autre corps étranger, l'enlever. Puis étendre un linge enduit de cérat ou simplement trempé dans l'eau, à défaut de cérat, mettre de la charpie par dessus et enfin entourer le tout d'un cataplasme émollient.

MAL CADUC. Voyez Épilepsie.

MAL D'ESTOMAC. Voyez dyspepsie, gastrite.

MAL DE MER. Serrer le ventre au moyen d'une large ceinture ; éviter les secousses, position horizontale, potion avec 0.60 centigrammes d'hydrate de chloral ; antipyrine, alcool ou champagne.

MALADIE NOIRE. On appelle ainsi une affection mal caractérisée se traduisant par des chagrins violents, perte d'appétit, perte de sommeil, etc. Cette maladie survient surtout à la suite d'une perte de sang, ou d'une longue maladie qui a épuisé l'économie. Elle est due souvent soit à l'appauvrissement du sang, soit à une affection cérébrale ou nerveuse, soit à l'anémie, soit enfin à l'âge critique (ménopause). Le traitement se résume en deux mots : air et reconstituants. Le malade fera de longues promenades, cherchera des distractions, voyages, exercices, etc. Il fera usage du fer, du quinquina, du café, du vin tri-phosphaté ; vin de pepsine, vin tonique et reconstituant au pyrophosphate de fer. S'il y a des complications nerveuses ; granules de picrotoxine. En ramenant peu à peu les forces la maladie disparaîtra.

MAL DE TÊTE. Prendre 0,50 centigrammes à 1 gramme d'anti-pyrine puis une tasse de café. Les maux de tête sont souvent dus à la constipation. Soigner l'état général au moyen des pilules Saint-Bart.

MAL DU PAYS. Sorte de maladie noire très fréquente chez les personnes qui abandonnent leur pays Distraction, nourriture substantielle. Cette affection disparait, en général, après quelques semaines. Si le chagrin persiste, il est bon de retourner dans son foyer pendant quelques jours et revenir ensuite.

MASTURBATION. Voy. Onanisme.

MALAISE. Dès qu'un malaise survient, il est bon d'observer la diète; si le malaise persiste, garder le repos et essayer de deviner la cause de la maladie. On traitera suivant les cas.

MANIE. Forme de maladie nerveuse se manifestant par des agitatations. Elixir ou granules de picrotoxine.

MARASME. Affaiblissement extrême survenant à la suite d'une longue maladie. Reconstituants, fer, toniques, vins généreux, alimentation. Exercices au grand air.

MÉNINGES. Nom des trois membranes de de l'appareil cérébro-spinal. (Dure-mère, arachnoïde, pie-mère).

MÉNINGITE. Enflammation des méninges. C'est une maladie très grave qui nécessite absolument la présence du médecin.

MÉNOPAUSE. La ménopause est l'âge critique chez la femme au moment ou les règles commencent à disparaître.

MÉNORRHAGIE. Ecoulement général des règles ou menstrues.

MENSTRUATION, Ecoulement de sang ayant lieu tous les mois par les organes génitaux de la femme. Quand les jeunes filles se forment il se produit souvent de grands malaises, de l'affaiblisement etc. Le sirop iodo-tannique, le vin tri-phosphaté, les pilules ferrugineuses Saint-Bart, le vin tonique et reconstituant au pyrophosphate de fer produiront une amélioration très rapide.

MÉTRITE. Inflammation de l'utérus. Injection à l'eau chaude ou tiède avec de l'acide borique.

MÉTRORRHAGIE. Perte de sang plus ou moins considérable, par l'utérus. Consulter son médecin.

MIASMES. Emanations morbides qui se dégagent des matières organiques en décomposition. Purifier l'air au moyen de coaltar saporisé ou de sucre brûlé.

MIEL. Le miel est employé en médecine comme émollient et laxatif.

MIGRAINE. Voyez mal de tête.

MORPHINE. Alcaloïde contenu dans l'opium.

MORPHIOMANIE. Abus de la morphine amenant des troubles divers Diminuer peu à peu l'usage jusqu'à la cessation complète.

MORSURES ENVENIMÉES. Les morsures par les vipères sont fréquentes à la campagne pendant l'été. Faire immédiatement une forte ligature au-dessus de la plaie, sucer et laver la plaie avec de l'eau étendue d'eau-de-vie, vinaigre ou de préférence d'ammoniaque, faire une incision de la plaie et appliquer un fer rouge. Café, champagne, eau-de-vie à l'intérieur.

On devra éviter avec grand soin de sucer la plaie si on a une écorchure dans la bouche ou sur les lèvres.

MUGUET. Se gargariser avec du borate de soude (5 grammes dans 250 gr. d'eau bouillante) ou avec de l'alun, du chlorate de potasse. On peut encore se servir du collutoire suivant : borate de soude, 10 grammes, miel 15 grammes.

Faire boire ensuite ou prendre le sein.

Dans les cas rebelles on composera un collutoire avec : alun 5 grammes, borax 15 grammes, miel 15 grammes.

Répéter jusqu'à disparition des traces de muguet.

NÉPHRITE. Inflammation des reins. Diète lactée, bains de vapeur, ventouses.

NERFS (Maux de). Granules de picrotoxine du D' Pénilleau, antipyrine.

NERFS (attaques). Jeter quelques gouttes d'eau froide au visage, faire respirer des sels anglais, ou à défaut, du vinaigre ou de l'éther. Faire boire quelques gouttes d'éther dans un demi verre d'eau sucrée. Coucher le malade. Si les attaques de nerfs sont fréquentes, consulter un médecin.

NÉVRALGIES. Rechercher la nature ou la cause des névralgies et soigner suivant les cas. En général les névralgies devront disparaitre à l'aide de pilules anti-névralgiques ou d'un gramme d'antipyrine. S'il y a une cause syphilitique, combattre la syphilis au moyen de l'iodure de potassium ou du traitement du D' Pénilleau.

NÉVROSE. La névrose est un trouble nerveux.

La névrose, pouvant être produite par des causes multiples, il faudra rechercher la cause et la combattre.

En général, cette affection disparaitra avec le bromure de potassium, le camphre, l'opium, la belladone. On joindra à ce traitement l'exercice et les promenades au grand air, l'hydrothérapie, les bains tièdes prolongés. On évitera les travaux intellectuels trop prolongés, les veillées, les liqueurs alcooliques, le café et en général, toutes les causes d'excitation.

NEZ (Seignement de). Voyez hémorrhagie.

NOSTALGIE. Mot tiré du grec et qui signifie douleur du pays. Voyez mal du pays.

NYMPHOMANIE. Sorte de fureur pour l'accomplissement de l'acte vénérien. Traiter comme l'hystérie, voyez ce mot.

OBÉSITÉ. Embonpoint anormal. L'*embonpoint accidentel* est dû à un régime mal entendu. Il sera facilement combattu en suivant le régime suivant: se lever de bonne heure, prendre seulement une tasse de café noir et se promener ensuite pendant deux heures environ. Manger légèrement et éviter surtout l'eau les fécules et les corps gras. Faire usage de viandes rôties : bifteeks, cotelettes, mouton, veau rôti, volailles, etc., vin sans eau. Hydrothérapie, bains froids, bains de mer, voyages, gymnastique. Se purger tous les huit jours ou faire usage des pilules Saint-Bart.

OBÉSITÉ CONSTITUTIONNELLE OU HÉRÉDITAIRE. Même traitement que ci-dessus. De plus, on devra diminuer la quantité de nourriture, s'abstenir d'un sommeil trop long. Exercices et gymnastique de façon à transpirer fortement. Prendre tous les matins un verre d'eau purgative, légumes verts, supprimer les pâtisseries. Éviter la bière.

ODONTALGIE. Douleur des dents. Voyez névralgies.

ONANISME. Habitude vicieuse, très commune chez les enfants, consistant à chercher une excitation des organes génitaux. L'habitude de l'onanisme ou masturbation a des effets déplorables chez les enfants. En effet, bien qu'il n'y ait pas de perte avant l'âge de la puberté, il y a néanmoins une excitation nerveuse très pernicieuse et qui attaque rapidement toutes les fonctions en général et principalement les fonctions nutritives et nerveuses. Les enfants qui se livrent souvent à cet acte perdent bien vite leurs couleurs, se plaignent de maux de tête, de douleurs d'estomac, etc. Ils recherchent la solitude et leur moral est souvent profondément altéré. Leurs études en souffrent, il y a comme un arrêt dans leurs fonctions intellectuelles. Voici le meilleur traitement à employer: On fera coucher l'enfant avec une grande personne chargée de le surveiller dans la journée, on exercera une grande surveillance. Le laisser seul le moins possible. Nourriture substantielle, éviter les épices, le vin pur, le café, etc. Exercices au grand air, gymnastique, hydrothérapie. Reconstituants, tels que fer, quinquina, vin tri-phosphaté. Bains locaux tous les matins.

Pendant la saison, bains froids, natation. Enfin si l'habitude persistait, on aurait recours à des camisoles maintenant les bras et les mains pendant la nuit.

ONGLE INCARNÉ (ongle rentré dans les chairs). Bains locaux, cataplasmes émollients. Voir le médecin qui mastiquera ensuite la plaie avec du blanc de céruse et appliquera du perchlorure de fer.

OPHTHALMIE. Inflammation de l'œil ou de ses membranes. Les sortes d'ophthalmies sont très nombreuses et, pour le traitement, il est indispensable de savoir faire les distinctions. On évitera la lumière, on portera des lunettes fumées. Repos de l'œil. Faire des lotions avec de l'eau de sureau dans laquelle on aura versé quelques gouttes d'eau-de-vie. Faire cuire du riz, le réduire en bouillie et en faire un cataplasme qu'on placera sur l'œil malade. Entourer les deux yeux d'un bandeau. Puis, le matin, laver l'œil avec de l'eau tiède et porter un bandeau pendant une heure.

On pourra aussi verser une très petite quantité (*10 centigrammes* au maximum) de sulfate de zinc dans un verre d'eau et se laver les yeux avec cette eau. On pourra en outre ouvrir les paupières au moyen du doigt et verser deux ou trois gouttes de cette eau entre l'œil et les paupières. Si tous ces moyens ne réussissent pas on verra le médecin.

OPPRESSION. Sorte de gêne donnant la sensation d'un poids qui pèserait sur l'estomac, la poitrine etc. Chercher la cause et y remédier.

ORCHITE. Repos au lit, maintenir les bourses élevées et faire demander un médecin.

OREILLE (Douleurs d'). Petites injections de lait chaud, décoction de pavot etc. Imbibez du coton de quelques gouttes de laudanum et introduisez ce coton dans l'oreille. S'il y a abcès, injections de lait, de décoction d'eau de pavot, d'eau de guimauve et d'application de cataplasmes émollients (farine de lin, mie de pain etc.) Porter une mentonnière.

OREILLONS. Gonflement du tissu cellulaire entourant les glandes voisines de l'oreille. Applications d'ouate, cataplasmes émollients, onctions avec de l'huile camphrée. Entretenir la chaleur en s'entourant de laine ou fichu.

OS (Faiblesse des). Phosphate de chaux. Vin tri-phosphaté.

OSTÉITE. Inflammation du tissu osseux.

OVARITE. Inflammation du tissu des ovaires.

PALEUR. Décoloration de la peau due en général à un état morbide dont on fera bien de trouver la cause.

PANACÉE. On donnait ce nom à de prétendus remèdes universels.

PANARIS. Voyez mal blanc.

PARALYSIE. Diminution ou privation complète de la faculté de sentir et de contracter les muscles.

Pour la paralysie partielle l'électricité pourra rendre de très grands services. Bains sulfureux.

Il arrive fréquemment que la paralysie est provoquée par la syphilis mal soignée. Dans ce cas, on combattra la syphilis au moyen de l'iodure de potassium ou du traitement dépuratif du D' Pénilleau et la paralysie disparaitra avec la syphilis.

Dans tous les cas de paralysie, et les cas sont nombreux, il est indispensable de consulter son médecin.

PÉRICARDE. Sorte de sac membraneux qui enveloppe le cœur.

PÉRICARDITE. Inflammation du péricarde.

PÉRITOINE. Membrane qui revêt les parois de l'abdomen.

PÉRITONITE. Inflammation du péritoine. La péritonite peut être simple, aiguë ou consécutive à une perforation. Elle est toujours grave et nécessite la présence d'un médecin.

PERTES SÉMINALES OU SPERMATORRHÉE. Écoulement involontaire du sperme. Ces pertes ont lieu dans la nuit pendant des rêves lascifs : elles ont lieu également quelquefois pendant les efforts de la défécation, mais sans la moindre sensation.

Beaucoup de jeunes gens ont des pertes assez souvent répétées et s'imaginent être atteints de spermatorrhée. Les pertes, même répétées tous les cinq ou six jours, ne constituent pas cette maladie, qui, d'ailleurs, est loin d'avoir la gravité que certains auteurs lui attribuent.

Une longue continence, des travaux intellectuels exagérés, les longues veillées, les fatigues nerveuses etc., peuvent produire des pertes. Elles disparaîtront rapidement au moyen du repos, des amers et des reconstituants.

S'il y a lieu on pourra prendre du bromure de potassium.

Exercice, vie au grand air et surtout hydrothérapie. Essayer l'électricité. Quand la spermatorrhée est provoquée par un abus de l'onanisme, il faut également soigner l'état général. Dans la plupart des cas, la spermatorrhée disparaîtra au fur et à mesure que l'état du sujet se modifiera soit par l'âge, soit par un changement de vie. Les bains de mer, la gymnastique donnent toujours de bons résultats. On devra éviter avec grand soin la constipation.

Les rapports sexuels seront régularisés ; on évitera l'excès ou la fatigue.

PHLÉBITE. Inflammation de la membrane interne des veines. Repos, applications émollientes, frictions, boissons émollientes.

PHLEGMON. Se traite en général comme les abcès. Voyez ce mot. Il est prudent de consulter son médecin.

PHTISIE. Le remède de Koch n'ayant pas donné, jusqu'à présent, des résultats de nature à pouvoir le juger complétement et scientifiquement, nous nous abstiendrons d'en parler.

Les phtisiques ont le tort grave de s'alarmer outre mesure. Avec les données actuelles de la science, il est possible d'améliorer très sensiblement cette affection et de prolonger considérablement la vie. Comme régime nous insisterons particulièrement sur la vie à l'air, exercice modéré, fumer peu, même s'abstenir complètement, porter de la flanelle et se coucher de bonne heure.

Comme traitement: nourriture très substantielle, reconstituants, huile de foie de morue à hautes doses. Si on éprouve de la répugnance on prendra des capsules d'huile de foie de morue créosotées, sirop iodo-tannique. Combattre le moral par les distractions et les voyages.

Inutile d'ajouter qu'on devra prendre en outre les conseils de son médecin.

PICROTOXINE DU Dr PÉNILLEAU. Principe actif de la coque du levant. Agit sur la moelle épinière et donne des résultats merveilleux dans toutes les affections nerveuses : Epilepsie, hystérie, danse de St. Guy, convulsions nerveuses, etc., etc.

PITYRIASIS. Affections de la peau, lotions émollientes, onctions grasses, bains sulfureux et pommades soufrées.

PLEURÉSIE. Inflammation de la plèvre. Elle est partielle ou générale, simple ou aiguë. En attendant l'arrivée du médecin, coucher le malade, faites transpirer, et donnez du lait tiède coupé d'une boisson diurétique.

PNEUMONIE. Cette affection réclame encore la présence du médecin. En attendant coucher le malade, chambre chauffée, boissons chaudes et émollientes. Si le médecin tarde, mettre des sangsues ou des ventouses sacrifiées.

POINT DE COTÉ. Le point de côté violent peut être un symptôme grave. Coucher le malade, boissons chaudes et émollientes comme ci-dessus, chambre chauffée. Faire un cataplasme de graine de lin très chaud, l'appliquer sur le point douloureux. Renouveler ce cataplasme dès qu'il commence à refroidir. Faire appeler un médecin.

PSORIASIS. Inflammation chronique de la peau. Bains de vapeur, huile de cade.

PURGATIF. On appelle ainsi toute substance ayant la propriété de purger, c'est-à-dire de provoquer l'évacuation intestinale, huile de ricin, séné, etc. Un *laxatif* est un purgatif très doux : miel, pruneaux, etc. User avec précaution des purgatifs quand on n'a pas l'avis du médecin.

Un des plus simples, pour les enfants, est le suivant : huile de ricin 10 grammes, sirop de groseille, 30 grammes. Pour les grandes personnes on augmentera la dose d'huile de ricin qui peut être portée jusqu'à 30 et 40 grammes.

RACHITISME. Maladie propre à l'enfance, caractérisée par le ramollissement et la déformation des os.

Le meilleur traitement consiste à donner de l'huile de foie de morue, ou en cas de répugnance, les capsules d'huile de foie de morue créosotée. Régime lacté. Phosphate de chaux, vin triphosphaté, sirop iodo-tannique, sirop de raifort iodé.

RAGE. Dans le cas d'une morsure par un animal soupçonné de rage, faire saigner la plaie le plus possible. Le blessé sucera la plaie si l'endroit mordu le permet. Faire une ligature au dessus de la plaie, N'hésitez pas à faire une cautérisation *profonde* au fer rouge. Enfin inoculations de Pasteur.

RHINITE (ou coryza). Inflammation de la muqueuse nasale.

RHUMATISME. Nous distinguerons ; 1° le *rhumatisme articulaire aigu*, 2° le *rhumatisme chronique, osseux et fibreux*, 3° le *rhumatisme musculaire*.

Dans le premier cas, enveloppement dans du coton simple ou

iodée. Potion composée de 4 grammes de salycilate de soude, rhum ou bonne eau-de-vie, 30 grammes, sirop de limon, 30 grammes. Prendre par cuillerées dans du lait chaud, toutes les heures.

Dans le rhumatisme *chronique osseux et fibeux*, iodure de potassium. on commencera par 6 grammes dans 300 grammes d'eau distillée, une cuillerée par jour dans du lait chaud. On pourra ensuite augmenter un peu la dose de l'iodure de potassium (jusqu'à 10 grammes dans 300 grammes d'eau). Eau de Vichy, frictions.

Dans le *Rhumatisme articulaire*. Laisser au repos l'organe. Envelopper dans du coton iodé ou dans de la flanelle imprégnée de térébenthine.

RHUME. Ne pas négliger les rhumes. même ceux qui paraissent les moins graves.

S'il y a un peu de fièvre, garder le lit ou la chambre bien chauffée. Placer un cataplasme de farine de lin soit sur la poitrine, soit, ce qui est préférable. entre les deux épaules.

Donner des tisanes pectorales très chaudes ; huile de foie de morue ou capsules d'huile de foie de morue créosotée qui sont absolument souveraines. Faire transpirer, tisane de bourrache. Continuer l'huile de foie de morue ou les capsules jusqu'à guérison complète. On peut encore frictionner avec quelques gouttes d'huile de croton. ces frictions ont pour but de faire sortir une grande quantité de boutons.

Éviter les refroidissements. Le lait d'ânesse et l'huile de foie de morue sont excellents dans le traitement des rhumes prolongés et négligés.

RHUME DE CERVEAU. Voyez Coryza.

ROUGEOLE. Maladie peu dangereuse si l'on prend des précautions sévères, et souvent mortelle si l'on néglige tout traitement. La maladie s'annonce par la toux. le rhume de cerveau, le mal de tête. le larmoiement des yeux et un peu de fièvre.

Coucher le malade, faire du feu dans la chambre et maintenir toujours une température égale. Des boutons nombreux ne tardent pas à apparaître. Diète, boissons chaudes telles que infusion de fleurs de tilleul. Il est bon d'isoler le malade et de le mettre dans une chambre bien close. Éviter les rez-de-chaussée humides dont les portes ouvertes communique avec le dehors. Pendant l'éruption des boutons prendre les plus grandes précautions pour que le malade ne se refroidisse pas. Il ne faut pas négliger de faire appeler un médecin, car des complications peuvent survenir surtout si le malade sort trop tôt.

En général, il faut garder la chambre pendant *un mois et demi* en hiver et cinq semaines quand la température est douce. C'est une maladie que l'on traite un peu trop à la légère à la campagne.

Comme cette affection est très contagieuse, on isolera le malade comme il est dit ci-dessus.

Pendant la convalescence nourriture légère.

SAIGNEMENT DE NEZ. Voyez hémorrhagie.

SANG PAUVRE. L'épuisement prématuré, l'anémie, la langueur, l'inertie des fonctions, etc., proviennent d'un sang pauvre ou affaibli. Il faut fortifier le sang et en réparer les globules.

Les ferrugineux, les amers, les promenades au grand air, les bains de mer, ramèneront rapidement une amélioration.

Parmi les préparations ferrugineuses nous donnons la préférence aux pilules ferrugineuses Saint-Bart. Les jeunes filles au moment de la croissance, les jeunes gens ayant abusé des plaisirs, les vieillards fatigués et généralement toutes les personnes affaiblies devront fortifier leur sang, le rendre plus riche au moyen des ferrugineux. La force, la fraîcheur, sont la conséquence d'un sang riche.

SATYRIASIS. Excitation anormale des organes génitaux. Camphre, bromure de potassium, bains tièdes prolongés, exercices.

bains locaux. Eviter les aliments épicés, le café et les liqueurs alcooliques.

SCARLATINE. Cette maladie exige absolument la présence d'un médecin. Elle s'annonce par un mal de gorge violent, vomissement, langue épaisse. Au bout du deuxième jour, en général, éruption de grandes plaques rouges. En attendant l'arrivée du médecin, on prendra les précautions indiquées pour la rougeole. La convalescence est presque aussi dangereuse que la maladie elle-même, on devra donc prendre les plus grandes précautions.

SCIATIQUE. Névralgie du nerf sciatique. Epaisse couche d'ouate iodée, frictions fortes, sèches ou avec des liqueurs excitantes, bains de vapeur. Vésicatoires. Electricité sciatique. Massage. Voyez en outre rhumatisme.

SCORBUT. Les anciens auteurs désignaient par ce nom un affaiblissement des forces musculaires, maladies scrofuleuses et affections hémorrhagiques. Le traitement est surtout hygiénique. Vêtements chauds. Bon régime, radis, cresson, ferrugineux, quinquina.

SCROFULE. Affection constitutionnelle caractérisée par des engorgements ganglionnaires, des dartres, eczémas, etc., etc. Les toniques, les reconstituants, les viandes saignantes, les vins généreux donneront une grande amélioration dans la plupart des cas. On complétera le traitement au moyen de l'huile de foie de morue à haute dose, des capsules d'huile de foie de morue créosotée, sirop de Reifort iodé, pilules ferrugineuses Saint-Bart, vin tonique et reconstituant du docteur Pénilleau, au pyrophosphate de fer et Colombo.

SCROFULOSE. Ensemble des manifestations diverses de la scrofule.

SEDATIF. Tout remède qui calme.

SOMNAMBULISME. 1° *naturel* : état nerveux morbide caractérisé par une activité cérébrale, permettant, pendant le sommeil la répétition d'actes dont on a l'habitude pendant l'état de veille. 2° *artificiel* : il est provoqué par des passes magnétiques, la fixation prolongée d'un petit corps très brillant, l'état nerveux se trouve modifié, la volonté diminuée.

SPASME. Contractions violentes et involontaires des muscles. Quand les spasmes sont fréquents il est indispensable de soigner l'état nerveux.

SPERMATORRHÉE. Voyez pertes séminales.

SPERMATOZOAIRES. Noms des petits corps qui se trouvent dans le sperme en quantité plus ou moins considérable.

SPIRITUEUX. Nom générique des liqueurs alcooliques, eau-de-vie, rhum, kirsch, absinthe, etc., etc.

SQUIRRE. Variété de cancer.

STÉRILITÉ. La stérilité chez la femme est due, en général, au rétrécissement ou oblitération du vagin, déviation, etc. Dans le cas de simple déviation, on pourra souvent faire cesser la stérilité.

STOMATITE. Inflammation de la membrane muqueuse de la bouche. Revêt plusieurs formes. Pour la stomatite mercurielle, chlorate de potasse, lait, bains de vapeur.

SUETTE. Sorte de fièvre éruptive. Sulfate de quinine, toniques.

SURMENAGE. 1° **Physique.** Fatigue provenant d'une exagération de travaux. Repos. 2° **Intellectuel.** Fatigue cérébrale provenant d'un travail intellectuel exagéré. Cesser le travail, sommeil, antipyrisme.

SUSPENSION. Depuis quelque temps on traite l'ataxie locomotrice par la suspension, et l'on obtient souvent une grande amélioration par suite de la fraction sur la moelle, l'allongement ou le redressement de la colonne vertébrale. Prendre conseil du médecin qui indiquera les meilleurs moyens de suspensions.

SYNCOPE. Coucher la malade. Faire respirer du vinaigre ou des sels anglais. Eau-de-vie ou chartreuse.
Chercher la cause et traiter suivant les cas.

SYPHILIS. Maladie se développant par contagion, principalement par le contact des organes sexuels, héréditaire, caractérisée par des lésions et des accidents locaux et généraux plus ou moins graves suivant le traitement que l'on suit. Les dimensions de notre petit manuel ne nous permettent pas de traiter ce sujet aussi longuement que nous le voudrions. Nous nous résumerons en quelques lignes en insistant surtout sur la nécessité absolue de suivre un traitement énergique pour arrêter ou diminuer la marche des graves accidents qui sont toujours la conséquence de cette maladie.

Ricord, Hunter, ont considéré la syphilis comme une affection qui envahit *progressivement* l'organisme, de la périphérie vers la profondeur, atteignant d'abord les membranes tégumentaires, peau et muqueuses, puis les tissus osseux et fibreux.

1° *Accidents primitifs* : La syphilis par contagion débute par une lésion (chancre induré). L'incubation dure 15 à 20 jours, quelquefois 40 à 50.

2° *Accidents secondaires* : Plaques muqueuses, pustules plates, roséole syphylitique.

3° *Accidents tertiaires* : Inflammations spécifiques du tissu cellulaire sous-cutané (gommes), lésions syphilitiques des muscles et des tendons, etc.

Au début, pour le chancre, continence absolue, lotions avec du vin aromatique, poudre de calomel ou pommade au calomel (1 pour 30 de vaseline).

Pour les accidents secondaires, traitement complet du D' Pénilleau, pastilles de chlorate de potasse, ioduré de potassium.

Pour les accidents tertiaires sirop de Gibert, traitement du D' Pénilleau, iodure de potassium en commençant par 1 gramme par jour.

La syphilis des os, la syphilis cérébrale, viscérale, etc., seront combattues également, par l'iodure de potassium et l'excellent traitement du D' Pénilleau.

TEIGNE. Il y a plusieurs sortes : teigne faveuse, teigne tonsurante, teigne pelade.

Dans la plupart des cas il faut couper les cheveux au niveau des croûtes et même épiler dans la teigne tonsurante et dans la pelade. On fera des onctions avec l'huile de cade, on recouvrira la tête de cataplasmes de fécule de pommes de terre. Le traitement est généralement long et compliqué et il est essentiel de prendre les conseils du médecin pour la suite du traitement.

TÉNIA OU TŒNIA. Ver intestinal à corps très aplati formant une sorte de ruban. Pour les enfants il suffit généralement de 15 à 45 grammes de semence de citrouille dans un looch.

Pour les grandes personnes voici une excellente formule qu'on pourra faire préparer par le pharmacien : Extrait de bourgeons frais de fougère mâle dans des capsules, associé au calomel. Chaque capsule ne doit pas contenir plus de cinq centigrammes de calomel. Prendre cinq capsules en cinq minutes. On peut en prendre 20 dans la journée en 4 fois.

On va ensuite à la selle. On prend un seau plein d'eau, de façon que le ver, en étant expulsé, flotte à la surface de l'eau. Si l'on ne prenait pas cette précaution, le poids du tœnia le fait généralement casser avant qu'il ne soit complètement expulsé.

La racine de grenadier, le kousso, etc., etc., sont également très vantés.

TÉTANOS. Maladie caractérisée par la tension et la convulsion

des muscles volontaires. Traitement : Anesthésie locale, suda-
tion, opium, etc. Anesthésie générale par le chloroforme ou l'hé-
ther. Bains tièdes prolongés. Consulter son médecin.

TORTICOLIS. Douleur d'un ou plusieurs muscles du cou. Frictions.

TOURNIOLE. Mal blanc qui affecte généralement le bout des
doigts. Bains locaux, petits cataplasmes. Préparer une solution
de 30 grammes de carbonate de soude (cristaux de soude dont
on se sert pour la lessive), dans un verre d'eau et baigner la
partie malade pendant un quart d'heure deux ou trois fois dans
la journée.

TOUX. Voyez bronchite, rhume.

TRACHÉOTOMIE. Opération qui consiste à faire une incision
dans la trachée pour le passage de l'air. On a recours à cette
opération dans le croup quand tous les moyens employés sont
devenus impuissants.

TUBERCULE. Ce mot vient de *Tuber* (renflement, bosselure), en
anatomie le tubercule est une hypertrophie du tissu cellulaire
composant de petites tumeurs ou indurations. Les tubercules ont
reçu des noms variés suivant les organes qu'ils affectent.

TUBERCULOSE. La tuberculose est caractérisée par le développement des tubercules dans une ou plusieurs parties de l'organisme. En 1880, Koch a découvert le bacille de la tuberculose.
Tout récemment, on a fait des expériences dont il a été beaucoup question. D'ici peu, on sera fixé sur l'importance de la dé-
couverte de Koch.

TUMEUR. Tuméfaction formée par le développement d'une
production morbide étrangère aux organes où elles se dévelop-
pent.

TYPHOIDE. Voyez fièvre typhoide.

TYPHUS. Fièvre contagieuse qui se développe surtout partout où il y a de grands rassemblements d'hommes : casernes, prisons, camps, etc. Cette maladie revêt des formes multiples et les complications ne sont pas rares. Nous ne pouvons donc indiquer le traitement pour chaque forme. En attendant l'arrivée du médecin, on couchera le malade dans une pièce vaste et bien aérée, on évitera les courants d'air. Boissons acidulés : orangeade, groseille, etc. Soutenir le malade par des bouillons légers, du thé, etc.

ULCÈRE. Plaie avec écoulement ou suintement purulent.

URÉMIE. Maladie provenant de l'accumulation d'urée dans le sang à la suite de troubles dans l'émission de l'urine ou de certains états morbides. Diète lactée, bains tièdes, bromure de potassium.

URINE (incontinence d'). Voyez incontinence.

URTICAIRE Exanthème avec petites plaques rouges dans le genre de celles que produisent les orties. Cette affection peut survenir à la suite d'émotions vives chez les enfants et les femmes nerveuses, ou à la suite d'ingestion de coquillages, poissons de mer, œufs de poissons, copahu, etc. Boissons acidulés, bains tièdes, légers laxatifs. On évitera de manger du poisson et des viandes fumées.

VAGINITE. Inflammation de la muqueuse vaginale. Injections chaudes, émollientes, bains.

VARICES. Dilatation permanente des veines, et principalement des veines des jambes. Éviter les efforts, les fatigues, porter des bas à varices ou comprimer au moyen de bandes, bains.

VARICELLE. Maladie ainsi nommée parce qu'on la considérait comme un diminutif de la variole.
Diète, repos.

VARICOCÈLE. Dilatation des veines du scrotum et des veines spermatiques. A été souvent confondue avec la hernie inguinale. La varicocèle disparaît souvent avec les progrès de l'âge. Repos, compression, ligature. Porter un suspensoir.

VARIOLE. Fièvre éruptive affectant plusieurs formes. En attendant l'arrivée du médecin, on fera coucher le malade, on entretiendra une température douce dans la chambre : diète, boissons délayantes.

VENIN. Voyez morsures de vipères.

VERMIFUGE. Remèdes propres à l'expulsion des vers intestinaux : santonine, kousso, fougère mâle, etc.

VÉSICANT. Se dit des agents ayant la propriété de déterminer des vésicules ou ampoules à la peau. Eau bouillante, cantharides, moutarde, euphorbe.

VÉSICATOIRE, Topiques ou médicaments qui, appliqués sur la peau, produisent une inflammation avec sécrétion séro purulente.

L'INDICATEUR DES BONS REMÈDES

et des Notions élémentaires de Médecine usuelle

Directeur et Rédacteur en chef : M. le Docteur VAQUINES

BUREAUX : 15, rue Racine, PARIS

L'Indicateur des bons Remèdes n'indique que des produits absolument recommandables et qui guérissent **réellement**. C'est une œuvre d'intérêt public appelée à rendre de grands services au moment où la publicité prenant une grande extension, le public a besoin, plus que jamais, d'être fixé sur la valeur des remèdes qu'on lui offre.

A NOS LECTEURS

— (( )) —

L'art de soulager et de guérir a fait, depuis quelques années, des progrès considérables et l'on peut dire aujourd'hui, sauf pour quelques cas très rares, **que tous ceux qui souffrent ont sous la main le médicament qui peut les guérir.**

Beaucoup de malades souffrent par leur faute ! parce qu'ils ont négligé de consulter leur médecin ou de prendre le remède qu'on leur proposait.

Il est vrai que le public se trouve souvent fort embarrassé pour fixer son choix au milieu des annonces insérées à la quatrième page des journaux. Si ce choix tombe sur un produit qui ne soulage pas le malade, la confiance de celui-ci est fortement ébranlée, sinon perdue pour toujours, et il sera porté à croire que tous les remèdes qu'on lui propose ne valent pas mieux que celui qu'il aura essayé au hasard.

Et cependant, à côté de quelques spécialités sans aucune valeur et inventées dans un seul but commercial, combien de bons remèdes qui guérissent réellement ceux-là ! Et combien de malades pourraient être soulagés s'ils les connaissaient.

Notre but, — le lecteur l'a déjà deviné, — **est de permettre au public de fixer son choix en toute connaissance de cause et à coup sûr.** *Nous avons essayé une grande quantité* *de remèdes et nous avons souvent remarqué que les meilleurs n'étaient pas toujours ceux dont les journaux parlent le plus.*

En effet, un bon produit n'a pas besoin d'une grande publicité pour être apprécié ; le malade qui a été soulagé et guéri le recommande à ses amis, le médecin lui-même le conseille à ses malades.

Nous avons donc fait un choix parmi tous les remèdes que nous avons pu étudier, et c'est ce choix, ou plutôt une partie de ce choix, que nous venons offrir au public.

Nous n'avons pas, en effet, la prétention d'indiquer en quelques pages tous les bons remèdes sans exception, mais ce que nous certifions de la façon la plus formelle, c'est que tous ceux que nous recommandons guérissent réellement et que les malades peuvent les adopter avec la plus entière confiance. Et nous pouvons le dire hautement : cette confiance ne sera jamais trompée.

Docteur VAQUINES.

Nous avons reçu un grand nombre de lettres de félicitations et d'encouragement à la suite des premiers envois de notre circulaire des **Bons Remèdes**. Beaucoup de ces lettres nous sont particulièrement agréables, parce qu'elles émanent de Médecins qui pensent comme nous, qu'il était bon d'offrir au public un guide de remèdes sérieux, afin de l'empêcher de s'égarer au milieu des annonces de toutes sortes que chacun peut faire insérer dans les journaux en payant.

Le Docteur Vaquines a l'honneur d'informer MM. les médecins qu'il n'a aucun intérêt pécuniaire à recommander tel produit plutôt que tel autre ; son journal est *d'une œuvre de sincérité et d'indépendance absolue*. Il croit rendre de grands services au public en lui faisant connaître les remèdes qui lui ont toujours donné de bons résultats chez ses malades. Il recommandera donc très volontiers les produits que ses confrères ont pu étudier et dont **les bienfaits ont été constants**.

Un bon remède, en effet, ne doit pas rester inconnu : tous ceux qui souffrent doivent le connaître.

GUÉRISON CERTAINE ET DÉFINITIVE

des

MALADIES NERVEUSES

par l'Elixir de Picrotoxine du Docteur PÉNILLEAU

Ex-interne des hopitaux. Médecin de la Faculté de Paris.

Epilepsie, Hystéro-Epilepsie. Danse de Saint-Guy, Névroses. Affections de la moelle épinière, Ataxie, Convulsions hystériques. Maladies nerveuses de la grossesse, Maux de Nerfs. Migraines.

Spasmes, Insomnie, Vertiges, Eblouissements, Etourdissements, Névralgies invétérées, Convulsions des enfants, etc.

L'épilepsie est sans contredit la plus terrible des maladies nerveuses. Elle est chronique, souvent héréditaire, se manifestant par des accès intermittents caractérisés par la perte de connaissance, des convulsions, suffocations etc. On distingue les grandes et les petites attaques. L'épilepsie peut provoquer des paralysies, la folie furieuse etc. etc.

L'élixir et les granules de Picrotoxine ont été expérimentés avec succès constants pendant ces dernières années tant dans les hôpitaux que par le corps médical de toute l'Europe.

Il est reconnu aujourd'hui comme le médicament par excellence dans toutes les maladies du système nerveux. C'est rendre un véritable service que d'en vulgariser l'emploi et de le faire connaître au public.

PILULES DÉPURATIVES ET PURGATIVES

DE SAINT-BART

Le corps humain est une véritable machine qui a besoin d'éliminer les produits devenus inutiles ou dangereux. Si pour une cause quelconque, ces produits morbides ne sont pas chassés de notre économie, des affections graves ne tardent pas à se déclarer. Beaucoup de personnes, dans les grandes villes principalement, sont obligées par leurs occupations mêmes, d'adopter un genre de vie absolument contraire à toutes les lois de la médecine et de l'hygiène. Dans ce cas, les produits morbides au lieu d'être expulsés, finissent par s'accumuler et empoisonner en quelque sorte toute l'économie. Il est donc indispensable **d'aider la nature** en favorisant l'expulsion de ces germes nuisibles. Les Pilules de Saint-Bart ont pour but de *rétablir les fonctions régulières de l'Estomac, des Intestins, des Reins, du Foie, de la Vessie,* etc.

A ce titre, elles conviennent à toutes les affections de ces différ
sont en même temps le **MEILLEUR PRÉSERVATIF** des **maladies.**
Leur emploi, en temps utile, évitera bien des affections dangereuses. Elles devront donc être prises chaque fois que l'on sentira un malaise quelconque, qui est souvent le symptôme d'une grave maladie devant se déclarer à bref délai. Ces pilules sont bien supérieures à tous les produits similaires ; ce n'est pas une préparation banale comme la plupart des pilules du même genre.

TRAITEMENT DE LA SYPHILIS ET DES MALADIES DE LA PEAU

Pour jouir d'une santé parfaite il faut non seulement un fonctionnement régulier de tous les organes, mais aussi un *sang pur*.

De toutes les maladies qui affectent notre pauvre humanité la syphilis est une des plus désastreuses et malheureusement une des plus répandues.

Toutes les personnes ayant suivi un traitement incomplet et toutes celles nouvellement atteintes doivent se soumettre à un *régime très énergique* pour arrêter, en temps utile, la marche des graves accidents qui sont toujours la conséquence de cette maladie.

Il y a des milliers de remèdes, quelques-uns sont bons, mais à la condition d'être suivis pendant un temps suffisamment long. Que l'on ne s'y trompe pas! la syphilis ne peut être guérie en quelques jours comme le prétendent certains industriels qui n'ont en vue que la vente de leurs produits.

Ricord, Hunter ont considéré la syphilis comme une affection qui envahit *progressivement* l'organisme, de la périphérie vers la profondeur, atteignant d'abord les membranes tégumentaires, peau et muqueuses, puis les tissus fibreux et osseux.

On connaît les conséquences et les suites de cette maladie qui s'enracine à tel point dans l'organisme que des tumeurs gommeuses se sont produites 10, 15 et même 20 ans après l'infection.

Nous avons expérimenté beaucoup de spécialités, dans notre clientèle, c'est la méthode du Dr Pénilleau qui nous a toujours donné les résultats *les plus immédiats et les plus constants*. Le traitement du Dr Pénilleau est d'ailleurs très honorablement connu parmi tous les médecins, qui le recommandent journellement à leurs malades.

Il se compose d'une solution, et d'un sirop dépuratif, et, pour compléter, de pilules toni-dépuratives et de Pommade résolutive.

Les malades qui ne connaissent pas encore cet excellent traitement peuvent l'essayer en toute confiance!

Le traitement dépuratif complet est préparé spécialement pour la syphilis et ses accidents multiples.

Pour les maladies de la peau proprement dites, provenant d'un sang pauvre ou vicié, telles que *dartres, eczémas, hémorrhoïdes, herpès, teignes, plaies, pustules, boutons,* etc., il suffira de prendre le *Rob dépuratif*. Ce Rob préparé avec le plus grand soin est bien supérieur à tous les sirops dépuratifs qui ne se maintiennent qu'au prix d'une publicité à outrance. D'une digestion facile, agréable au goût, il purifie les humeurs et régénère le sang. Il est d'une efficacité remarquable contre toutes les *maladies de la peau* et les *vices du sang*.

La *Pommade résolutive* est employée dans les mêmes cas que le Rob dépuratif. Elle est destinée à faire disparaître toutes les maladies de la peau, dont le Rob dépuratif empêche le retour en détruisant le *germe même* de ces maladies.

TRAITEMENT DES MALADIES SECRÈTES

Blennorrhagie, écoulements urétraux, goutte militaire, écoulements anciens mal soignés.

PAR LE BAUME DU BRÉSIL

Le **Baume du Brésil** est absolument *souverain* contre les affections ci-dessus (Lire l'article *Blennorhagie* dans notre dictionnaire). Nous le recommandons chaleureusement aux malades, comme le *meilleur*, le *plus énergique* des médicaments de ce genre. Nous avons soigné des malades qui avaient essayé la plupart des spécialités sans résultat, or l'emploi du *Baume du Brésil* a toujours amené une guérison *rapide* et *sûre*.

Comme nous l'expliquons dans notre article sur la *Blennorrhagie* il faut se défier des injections.

Nous avons reçu un grand nombre de lettres de remerciements à la suite de guérisons *inespérées* obtenues au moyen de l'emploi du *Baume du Brésil*. Il va sans dire que nous ne publions pas ces lettres et que les malades peuvent compter sur notre discrétion la plus absolue.

Ces maladies secrètes exaspèrent les malades, et ils nous seront reconnaissants de leur avoir signaler cet excellent remède.

MALADIES DES ENFANTS

Enfants débiles, faiblesse de poitrine, rachitisme, scrofules, lymphatisme, pâleur et mollesse des chairs, engorgement des glandes, dartres, gourmes, carreau.

Traitement par le sirop de Raifort iodé.

Tout le monde connaît les merveilleuses qualités de l'huile de foie de morue.

Il est malheureusement difficile de la faire absorber par tous les enfants et en outre, son emploi devient impossible pendant les chaleurs c'est-à-dire pendant la bonne moitié de l'année.

L'huile de foie de morue ne donnant des résultats qu'à la condition d'être absorbée en quantité suffisante, il importait de trouver un produit ayant les mêmes propriétés et pouvant être pris sans répugnance par les enfants et pendant toute l'année. Le *Sirop de Raifort iodé* est le meilleur succédané de l'huile de foie de morue. Il contient en même temps les principes actifs du *sirop antiscorbutique* et de l'huile de foie de morue.

L'iode a la propriété de se combiner avec les humeurs, de ces *fluidifier* en quelque sorte et de faciliter ainsi leur sortie du corps soit par les urines, soit par les pores de la peau.

Le *Sirop de Raifort iodé* est en même temps *fortifiant* et *tonique* et il excite l'appétit

Il est recommandé et réussit admirablement dans les affections suivantes : *Faiblesse de poitrine, rachitisme, enfants débiles, scrofules, lymphatisme, pâleur et mollesse des chairs, engorgement des glandes, dartres, gourmes, carreau.*

Les jeunes gens et les jeunes filles feront, de préférence, usage du *sirop iodo-tannique, et du vin tri-phosphaté.*

SIROP IODO-TANNIQUE ET LE VIN TRI-PHOSPHATÉ

Remplacer l'huile de foie de morue par un remède agréable, facile à prendre et *jouissant des mêmes propriétés* tel est le problème résolu par le *Sirop iodo-tannique* et le *Vin tri-phosphaté.*

Si le sirop de raifort iodé produit souvent des guérisons miraculeuses chez les enfants ; le Sirop iodo-tannique et le Vin tri-phosphaté ne sont pas moins merveilleux chez les grandes personnes. Le *Vin tri-phosphaté* est recommandé par tous les médecins, il contient du phosphate de chaux, remède par excellence dans les maladies ou la faiblesse des *os,* du phosphate de potasse et de soude, souverains comme reconstituants des *muscles* et du *sang.*

Le *Sirop iodo-tannique* est le plus puissant remède dans toutes les maladies consomptives, *Rachitisme, Scrofule, Chlorose, Phthisie, Faiblesse, Sang pauvre, Croissance des jeunes filles.*

Ces deux produits doivent être pris pour le même traitement ; ils se complètent l'un l'autre et constituent la *médication la plus reconstituante* que nous connaissons. Les personnes qui en font usage recouvrent promptement la santé.

Affections de la poitrine et des bronches.

TRAITEMENT par les **Capsules** d'huile de foie de morue créosotée.

Les médecins recommandent journellement ces merveilleuses *capsules d'huile de foie de morue créosotée*. Elles combattent, *avec le plus grand succés*, les *maladies de la poitrine, Rhumes, Bronchites, Coqueluche, Catarrhes, Engorgements pulmonaires, Phthisie* etc., etc.

C'est un remède simple, peu coûteux et qui guérit *réellement*.

Nous ne saurions trop recommander ce produit aux malades.

Nous avons obtenu de nombreuses guérisons par son emploi.

PILULES DE FERRUGINEUSES SAINT-BART.

Le sang pauvre provoque, à bref délai, toute une série de maladies : **épuisement prématuré, anémie, inertie des fonctions, langueur, pâles couleurs, maladies de l'estomac,** etc.

Il faut donc **fortifier** le sang, en **réparer** les globules.

Parmi la grande quantité de préparations ferrugineuses nousrecommandons spécialement les **Pilules ferrugineuses Saint-Bart,** c'est une excellente préparation qui ne fatigue pas l'estomac, ne constipe pas, ne noircit pas les dents.

Ces pilules conviennent aux enfants débiles, aux jeunes gens épuisés, aux jeunes filles dont la croissance est longue et difficile, aux vieillards fatigués, en un mot à toutes les personnes qui ont le sang pauvre ou affaibli.

Les pilules Saint-Bart rétablissent rapidement les forces. Les personnes qui en font usage retrouvent en peu de temps la **force, la fraîcheur, l'activité.**

VIN DE PEPSINE

Maladies de l'estomac : dyspepsie, gastrite, gastralgie, digestions difficiles, crampes d'estomac.

Nous n'avons plus à faire l'éloge de la pepsine, qui occupe une place si importante en thérapeutique. Ce médicament est très actif à la condition d'être bien préparé.

Le vin de pepsine calme en quelques instants les maux d'estomac les plus rebelles, facilite la digestion, excite l'appétit et rétablit promptement les fonctions de l'estomac,

Nous ne saurions trop recommander cet excellent produit.

VIN TONIQUE ET RECONSTITUANT
Du docteur PÉNILLEAU

Vin de Malaga au pyrophosphate de fer, Quinquina rouge et Colombo.

Le *fer* et le *quinquina* sont les deux agents unanimement reconnus par les médecins comme possédant au plus haut degré, la propriété d'accroître et de réparer les forces de l'organisme. — Le *pyrophosphate* de fer, comme tous les phosphates solubles, fournit à la circulation les éléments nécessaires à la reconstitution des systèmes osseux et cartilagineux. — Tout le monde connaît l'action bienfaisante du fer dans les affections lymphatiques et toutes celles caractérisées par la faiblesse et l'inertie des organes : *chlorose, anémie, pâles couleurs, fleurs blanches, etc.* Le quinquina est également un des meilleurs remèdes que la nature ait mis à la disposition de l'homme. — Des nombreuses sortes qui existent, le quinquina *rouge* est celui qui renferme le plus de principes toniques et le moins de quinine, qui est fébrifuge il est vrai, mais essentiellement débilitante. — Enfin, des expériences récentes viennent de démontrer d'une façon incontestable, l'efficacité du *colombo* dans les embarras gastriques et les nausées que provoque la grossesse. — C'est de plus un tonique puissant.

Toutes ces propriétés réunies à celles que possède déjà un vin généreux, font de notre préparation un remède énergique contre les *faiblesses d'estomac, gastralgies, pertes d'appétit, digestions difficiles, irrégularités des époques, longues convalescences etc., etc.* Il est aussi utile au développement des jeunes gens, qu'à la reconstitution des forces affaiblies par l'âge.

AVIS

Les produits ci-dessus recommandés par le Dr Vaquines appartiennent à plusieurs maisons. Pour éviter à nos lecteurs la peine d'écrire à différentes adresses, tous ces produits sont déposés à la pharmacie du Dr Pénilleau, J. Lepinte, successeur, 72, rue St-Dominique, Paris.

Pour les recevoir franco, il suffit d'adresser un mandat à M. Lepinte. Pour les produits *liquides* au-dessous de 5 fr. qui nécessitent un envoi en colis postal, prière d'ajouter 0 fr. 60 centimes à l'envoi pour le colis livrable en gare, ou 0 fr. 85 centimes pour un colis livrable à domicile. Les produits de 5 fr. et au-dessus sont expédiés franco à domicile.

Nos expéditions ne portent pas de marques extérieures, et pour éviter des ennuis à nos lecteurs, elles sont déclarées : *Parfumerie*. Ces remèdes, *choisis entre mille et longuement expérimentés*, ramèneront la guérison chez bien des malades ayant essayé, en vain, beaucoup d'autres spécialités.

N'ayant pas l'intention d'abuser de la publicité et les bons remèdes se recommandant d'ailleurs d'eux-mêmes, nous prions le lecteur de conserver notre circulaire.

Voici les prix des produits recommandés spécialement par le Dr Vaquines :

Élixir de picrotoxine.	6 fr.
Granules de picrotoxine.	5 »
Pilules dépuratives Saint-Bart.	1 50
Traitement dépuratif complet (sirop, solution, pilules et pommade,	10 »
Rob dépuratif	5 »
Baume du Brésil	5 »
Sirop de raifort iodé	3 »
Sirop iodo-tannique	3 »
Vin tri phosphaté.	4 »
Capsules d'huile de foie de morue créosotée.	2 »
Pilules ferrugineuses Saint-Bart.	3 »
Vin de pepsine.	4 »
Vin tonique reconstituant (Malaga, pyrophosphate de fer, quinquina rouge et colombo)	4 »

Le mode d'emploi accompagne chaque envoi.

Imprimerie H. JOUVE, 15, rue Racine, Paris.

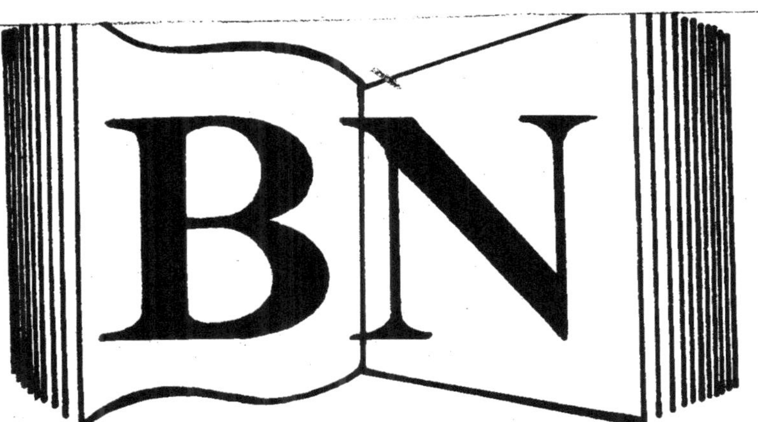

0 1 2 4 5 6 8 9 10

www.ingramcontent.com/pod-product-compliance
Ingram Content Group UK Ltd.
Pitfield, Milton Keynes, MK11 3LW, UK
UKHW020936120726
13693UKWH00003B/1352